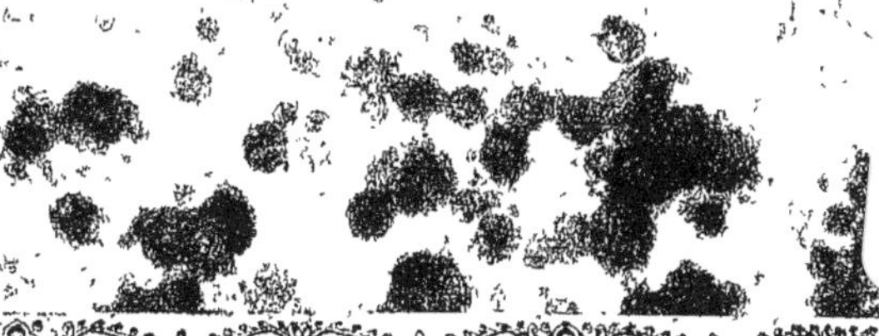

DU MODE D'ACTION

DES EAUX

MINÉRO-THERMALES

De Plombières,

D'APRÈS LES DOCTRINES ÉLECTRO-CHIMIQUES APPLIQUÉES A LA MÉDECINE ;

PAR Léopold TURCK,

Docteur-Médecin, Membre de plusieurs Sociétés savantes et philantropiques.

TROISIÈME ÉDITION.

A PARIS,

Chez { BAILLÈRE, rue de l'École de Médecine, 15.
{ BÉCHET jeune, place de l'École de Médecine, 4.

A NANCY,

Chez VIDART, rue du Pont-Mouja.

A PLOMBIÈRES,

Chez Henri HÉRISÉ, Libraire-Éditeur.

—

1837.

DU MODE D'ACTION

DES EAUX

MINÉRO-THERMALES

DE PLOMBIÈRES.

NANCY, IMP.-LIBRAIRIE DE L. VINCENOT,
Grande-Rue (Ville-Vieille), 11.

DU MODE D'ACTION

DES EAUX

MINÉRO-THERMALES

De Plombières,

D'APRÈS LES DOCTRINES ÉLECTRO-CHIMIQUES APPLIQUÉES A LA MÉDECINE ;

Par Léopold TURCK,

Docteur-Médecin, Membre de plusieurs Sociétés savantes et philantropiques.

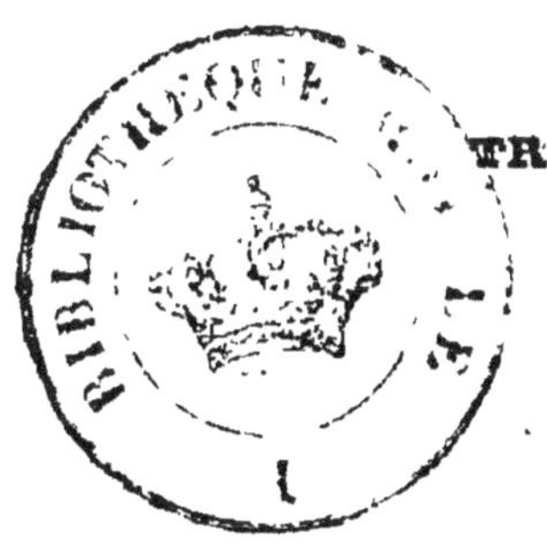

TROISIÈME ÉDITION.

A PARIS,

Chez { BAILLÈRE, rue de l'École de Médecine, 13.
{ BÉCHET jeune, place de l'École de Médecine, 4.

A NANCY,

Chez VIDART, rue du Pont-Mouja.

A PLOMBIÈRES,

Chez Henri HÉRISÉ, Libraire-Éditeur.

—

1837.

A M. LE DOCTEUR CHAMPION,

AGRÉGÉ A LA FACULTÉ DE MÉDECINE DE STRASBOURG, PROFESSEUR
DE L'ÉCOLE D'ACCOUCHEMENT DU DÉPARTEMENT DE LA MEUSE,
ETC., ETC.

Mon excellent Ami,

Ceux qui vous connaissent et qui liront ce précis du mode
d'action des eaux de Plombières, le trouveront peu digne,
sans doute, de votre patronage. En effet, pour dédier un
traité de médecine à une de nos célébrités chirurgicales,
à un médecin, aussi connu par sa vaste érudition que par
sa grande pratique et ses nombreux succès, il faudrait que
ce livre pût être classé au nombre des meilleurs de l'époque.

Je suis bien loin de revendiquer pour le mien un pareil
honneur; et si cependant je ne crains pas de vous l'offrir,
c'est qu'à côté du savant, il y a chez vous un ami auquel je
m'adresse d'abord, bien certain que je suis de son bon accueil.
Je dirai à cet indulgent ami, toutes les difficultés du sujet
que je traite. Il m'écoutera avec bienveillance, et il m'aidera

de ses conseils pour éclairer une foule de points encore obscurs dans l'art d'administrer les bains, et d'en tirer le meilleur parti possible.

Cet art, sans être mieux connu des anciens, était cependant bien mieux pratiqué. Ils devaient à l'empirisme une foule de notions sur la manière d'administrer les bains, qui les rendaient un des plus puissans moyens de la médecine. Aussi Hippocrate disait-il déjà, que le bain convient dans la plupart des maladies. « Balneum in plerisque morbis confert. » En effet, suivant la température à laquelle il est administré, suivant sa durée, suivant enfin les substances que l'art ou la nature a mêlées à l'eau, le bain est un remède qui peut remplir les indications les plus opposées. C'est ce que vous savez parfaitement bien, nourri que vous êtes des doctrines de nos prédécesseurs ; c'est ce que vous révèle chaque jour aussi votre longue et heureuse expérience.

Mais cette connaissance des bons effets du bain est peu répandue. Le bain public, proscrit par les mœurs sévères des premiers chrétiens, n'a été de nos jours qu'imparfaitement rétabli dans tout ce qu'il peut avoir de véritablement utile.

« Compositum autem est totum lavacrum ex partibus facultate inter se differentibus. Quippe ingressi in aere calido versantur. Postea in aquam calidam introeunt : deinde ab hac egressi in frigidam : deinde sudorem detergunt ». Disait Oribase. Et ce passage de l'air chaud dans l'eau chaude, puis de celle-ci dans l'eau froide où le baigneur ne restait que quelques instans pour être ensuite frictionné avec la strigilis, épongé, frotté d'huile souvent chargée d'essences, ne ressemblait en rien à ce qui se fait de nos jours, au moins dans toute la partie la plus civilisée de l'Europe ; car les Russes ont conservé, avec peu de modification, les bains anciens. Chez eux, près des bords de la Mer Noire comme en Sibérie, on trouve des vieillards à âge patriarchal.

Ce n'est guère que la douche Écossaise, dont plus d'une

fois vous avez apprécié la puissance , qui se rapproche par son action sur la peau , de celle du bain des anciens. Ils possédaient , sans aucun doute, sur la température du bain, des notions fort précieuses qui nous manquent aujourd'hui; et sans les travaux de mon frère , qui lui aussi est votre ami ; nous ne pourrions pas nous expliquer ces guérisons de maladies en apparence tout à fait semblables , obtenues, les unes par des bains frais , les autres par des bains chauds et prolongés. Nous savons maintenant que dans les premiers cas , les accidens morbides étaient dus à une trop grande activité des fonctions de la peau, tandis que dans le second cas , c'était au défaut d'action de cette membrane qu'il fallait rapporter les accidens dont se plaignaient les malades.

Nous manquons aujourd'hui encore de notions précises sur la durée à donner aux bains dans les diverses maladies. Mes précédens travaux, aidés de ceux de mon frère , tendent à prouver que dans les irritations cérébrales (fièvre cérébrale ou manie) produites par la surexcitation de la peau , par un dégagement trop considérable d'électricité négative , les bains frais peuvent être portés à une durée de plusieurs jours, tandis que ces bains seraient mortels, appliqués au traitement des irritations cérébrales, produites par le défaut d'action de la peau, par la présence dans l'économie d'une trop grande quantité d'acides qui , en neutralisant en trop grande proportion les alcalis du sang, rendent ce dernier trop plastique , trop coagulable , et prédisposent à toutes les formes que peuvent revêtir les maladies de nature goutteuse.

C'est contre ces maladies si communes, et qui , jusqu'aux travaux de mon frère , (1) avaient été si peu connues, que nos eaux de Plombières conviennent admirablement comme vous l'avez éprouvé, et pour vous même et pour beaucoup de vos nombreux malades.

(1) Voyez son Traité de la goutte et des maladies goutteuses, par S. A. Turck, etc. Un vol. in-8°, Paris, chez Bachet jeune, place de l'École de Médecine; Nancy, chez Vidart.

Nos eaux en effet , outre qu'elles contiennent et qu'elles introduisent dans l'économie les sels du sang (1), augmentent aussi à leur aide les fonctions acides de la peau et rétablissent ainsi l'équilibre, puissamment secondées qu'elles sont, et par leur température et par la diminution de pression atmosphérique, due à l'élévation de Plombières (2).

Nous avons également bien peu de données exactes sur les effets des bains composés. Les anciens cependant en faisaient un grand usage. « Ægrotantium autem causâ multas aquœ

(1) On sent bien que les acides, laissés dans le sang par le vice des sécrétions, n'y sont point en excès ni à l'état libre; la vie ne supporterait pas un trouble semblable : elle serait détruite à l'instant si le sang devenait acide et même s'il était neutre. Au moment où son altération est la plus grande chez les goutteux, il est encore alcalin ; seulement il l'est moins qu'il ne doit l'être dans l'état de santé. (Traité de la goutte et des maladies goutteuses, par S. A. Turck, chap. II).

(2) Les eaux de Bains et de Luxeuil, qui ne sont point alcalines, ou qui le sont à peine, seront donc toujours, à cause de cela même, de beaucoup inférieures à celles de Plombières, au moins pour la classe la plus nombreuse de maladies, pour toutes celles entre autres qui sont dues à l'affaiblissement des fonctions de la peau. Enfin, Plombières étant le seul des établissemens thermaux de l'Est de la France, dont les eaux soient assez abondantes et assez chaudes pour alimenter de vastes étuves, il méritera toujours une attention toute spéciale du Gouvernement; il sera toujours compté au nombre des bains les plus importans de la France ; et les médecins Suisses et Allemands continueront à le préférer de beaucoup aux bains acidules et salins de Bade, dans le Grand-Duché, bains d'une nature tout à fait opposée à celle des nôtres, bains généralement peu convenables à la guérison des maladies chroniques de nos climats, et qui se recommandent surtout par la beauté du pays, et par les jeux publics, si tant est que des jeux publics puissent être une recommandation pour la ville qui a le triste privilège de les posséder. Les bains de Plombières, ainsi que le disait le célèbre docteur Butini de Genève, seront toujours *les plus fondans,* connus au moins dans cette partie de la France.

misturas paratas habebant.» *dit Siccus dans son* Compendium de Balneis. *L'application des doctrines électro-chimiques à la médécine va jeter sans doute beaucoup de lumière sur cette importante question; mais que de recherches n'avons-nous pas encore à faire pour l'éclairer complètement.*

L'époque de l'année où l'on doit de préférence recourir à l'usage des bains minéraux, est aussi entièrement ignorée de beaucoup de nos confrères, et cependant, dans une foule de cas, cette époque est d'une grande importance à bien préciser. « Tempus congruum balnea petendi est mense Maio et septembri, » *disait un ancien auteur, et cette opinion de l'antiquité et d'un grand poids, ainsi que je l'ai établi ailleurs.*

Enfin, à toutes les difficultés du sujet que je traite dans cet ouvrage, il faut encore ajouter celles qui résultent pour moi de l'application d'une théorie qui, quoique puissante et forte de vérité, n'en est pas moins toute nouvelle encore, aussi mon livre devait-il être, et est-il très-imparfait. Il fallait donc qu'en vous le dédiant, je comptasse autant que je l'ai fait sur l'indulgente amitié avec laquelle vous accueillerez ce nouveau témoignage public de tout mon dévouement.

Votre ami,

L. TURCK.

AVANT-PROPOS.

Plombières est une jolie petite ville de 14 à 1,500 habitans, située dans une vallée étroite et profonde, dans la direction de l'est à l'ouest, sur les bords d'un torrent nommé l'eau Gronne, à l'extrémité méridionale du département des Vosges. Son élévation, au-dessus du niveau de la mer, est suivant les uns de 421, suivant les autres de 444 mètres.

On ignore quels en furent les fondateurs, mais l'étendue des travaux dont on retrouve encore de nombreux vestiges, leur solidité, leur parfaite exécution, leur forme, des monnaies romaines et une inscription latine en l'honneur de Neptune, ne permettent pas d'attribuer cette fondation à d'autres qu'aux Romains (1).

Ces travaux ne sont pas de ceux que l'on entreprenait au moyen âge ; leur importance d'ailleurs, aurait obligé les historiens de cette époque d'en parler.

L'étymologie du nom de Plombières n'est pas mieux connue que son origine. On a cependant beaucoup discouru sur ce sujet ; mais heureusement l'obscurité, dont il reste enveloppé, n'est pas très-regrettable.

Dans le patois du pays, Plombières se nomme Piom-

(1) Voyez le Traité historique des eaux de Plombières, par don Calmet.

mer ou Piummer, et quelques auteurs ont pensé que ce nom venait de la propriété que nos eaux doivent à leur chaleur de faire tomber les plumes des oiseaux quand on les y plonge. D'autres ont prétendu, au contraire, que le nom de Plombières venait de *plum-bum*, supposant sans doute qu'il y avait dans le voisinage des mines de ce métal.

Enfin, comme le premier mai de chaque année, on décorait nos bains avec les fleurs de la saison, on a pensé aussi que les Allemands, qui, plus que toute autre nation, fréquentaient alors nos eaux, les avaient nommées, à cause de cette fête, Bains-des-Fleurs, ou dans leur langue (1), *blumen bad* ou *blume bæder*, d'où par corruption on aurait fait le mot Plombières.

Dans l'origine, l'aspect de la vallée où l'on a bâti Plombières était des plus sauvages. Ces pentes rapides, aujourd'hui couvertes de prairies si bien arrosées et de jolies habitations dans toute la hauteur de la montagne, l'étaient alors de forêts et d'énormes amas de pierres, connus dans le pays sous le nom de *Meurjers* ou *Murjays*.

Ces pierres, qui, dans beaucoup d'endroits encore, recouvrent le sol à une assez grande épaisseur, pour empêcher là toute espèce de végétation autre que celle des lichens et des mousses, sont probablement les ruines de rochers de grès et quelquefois de quartz schisteux, qui, minés par le temps, se sont écroulés sur leur base.

(1) Au rapport de Puilippus Grulingius, médecin allemand, ses compatriotes nommaient nos bains *Plumbersbad.*

Les vieillards qui abondent à Plombières, (nous avons perdu, il y a quelques années, une demoiselle arrivée à l'âge de 107 ans, en conservant jusque là une santé remarquable), se souviennent tous du temps où les prés de la Grange-Jacquot et la plupart de ceux qui se trouvent entre la rivière et la route d'Épinal n'étaient que des Murjays.

A la place de l'un des plus considérables du pays, à une demi-lieue au-dessous de Plombières, on voit la belle et pittoresque ferme Parisot, où de riches prairies recouvrent un pierrier de quinze à vingt pieds de profondeur.

Avant que l'on eût recueilli les sources d'eau chaude dans des bassins, le torrent de l'Eau-Gronne passait au milieu de la ville, dans le fond du grand bain ou bain des Romains; il séparait ainsi la base des deux montagnes.

Les fondateurs de Plombières le rejetèrent à gauche, en lui creusant un lit dont les bords sont défendus par des murs en gros blocs de pierre dure, taillés et posés les uns sur les autres, en forme de degrés à grandes retraites et à joints presque imperceptibles.

On peut voir encore aujourd'hui, sous le bain des Dames, une portion de cet ouvrage. Au printemps dernier, on en a retrouvé la suite à plusieurs pieds sous terre dans le milieu de la rue du Moulin, où l'on a construit un nouveau canal pour vider les bains.

Nous avons à Plombières cinq établissemens thermaux. Le bain des Dames, le grand Bain, le bain Tempéré, le bain des Capucins et le bain Royal. Nous avons en outre deux étuves; celle de l'Enfer, qui fait partie du bain Royal, et l'étuve de Bassompière, la fontaine du Crucifix, plusieurs fontaines d'eau dite savonneuse, et la fontaine ferrugineuse.

Le bain des Dames appartenait aux chanoinesses de Remiremont, depuis la fin du treizième siècle. Elles le firent reconstruire de 1733 à 1736. Vendu pendant la révolution, il fut long-temps une propriété particulière. Le Gouvernement vient de l'acheter, mais sans le pavillon qui en faisait partie, et dans lequel on trouvait trois grandes salles remplies de baignoires, pour les malades qui y affluaient.

Ce bain est situé en haut de la grande rue de Plombières sur la rive gauche de l'Eau-Gronne; deux sources l'alimentent; l'une sort par deux coulans, du rocher sur lequel le bâtiment s'appuie. La température de cette source est de 42 degrés R. Les Suisses la préfèrent pour la boire. Plus chaude que celle du Crucifix, son eau se digère plus facilement; elle doit à sa température des propriétés médicales plus puissantes. Cette fontaine se rend dans deux bassins dont l'un, à 28 degrés R., sert aux personnes qui ne répugnent pas à se baigner en commun; l'autre, beaucoup plus chaud, est le réservoir dans lequel on puise l'eau nécessaire pour les douches ascendantes et descendantes qui s'administrent dans des cabinets au pourtour du bain : c'est du fond de ce second bassin que sort la seconde source du bain des Dames. Ces deux sources remplissent en huit heures ces bassins, mais il est probable qu'elles fourniraient bien plus si elles étaient plus soigneusement recueillies.

Avant que le Gouvernement ne devînt propriétaire du bain des Dames, 60 personnes pouvaient s'y baigner tous les jours : et c'était fort important à cause du voisinage des grands et beaux hôtels de l'Ours et de la Tête-d'Or, ainsi que de beaucoup de maisons particulières parfaitement bien tenues, où logent chaque année une foule de malades et qui sont, comme les hôtels déjà cités, très-près de ce bain.

Actuellement on aurait de la peine à baigner plus de vingt personnes au bain des Dames, et l'année prochaine il sera consacré tout entier aux pauvres malades de l'hôpital.

Si cet état de chose devait durer, ce serait une véritable calamité, non-seulement pour la partie élevée de Plombières, mais pour la ville toute entière et surtout pour les malades, que l'on priverait ainsi de l'un de nos meilleurs bains.

Ce serait une perte d'autant plus grande, que le tiers de l'eau que fournit aujourd'hui ce bain, serait seul employé, puisque huit heures suffisent aux sources pour remplir les bassins, que l'on consacrerait au service de l'hôpital. Or, cette perte serait bien considérable maintenant . surtout que le concours des malades augmente chaque année à Plombières d'une manière si remarquable. Et cependant sur l'emplacement actuel du bain des Dames, il serait très-facile d'en construire un où cent personnes pourraient se baigner à la fois.

A ce bain pourraient arriver deux sources thermales, indépendemment des sources actuelles, que quelques fouilles feraient jaillir probablement beaucoup plus abondantes.

La première de ces sources a 24 degrés R. environ. Elle sort des caves de MM. Girardin, et a peut-être son origine sous la cuisine de l'hôtel de l'Ours, où M. Hérisé, propriétaire de cet hôtel, a reconnu un conduit d'eau chaude, dont on ignore la direction, mais qui, bien certainement, est aujourd'hui perdue. Cette source qui appartient aux messieurs Girardin, est inemployée et tombe dans l'égoût de la rue.

La seconde de ces sources est la fontaine Simon, elle a de 25 à 26 degrés R. Elle donne environ trente litres par minute. Elle va actuellement au bain Royal, où rien ne serait plus aisé que de la remplacer. Enfin, on pourrait faire arriver au bain des Dames, des sources savonneuses très-abondantes, qui se trouvent chez M. Français (1) et Mme Blaise, logeurs très-connus du bas de la rue de Luxeuil, près de l'hôtel de l'Ours.

Le grand Bain ou bain des Romains, est encore aujourd'hui à ciel ouvert; il était très-vaste autrefois et s'étendait jusque sur l'emplacement du bain Tempéré. Il avait alors environ 154 pieds de long, sur 22 pieds de large et quatre pieds de profondeur; une cohorte de 500 hommes pouvait donc s'y baigner à l'aise. C'était une magnifique piscine dans laquelle on descendait par de larges degrés, aujourd'hui recouverts.

On ne sait quels événemens en ont enfoui les deux tiers, ni à quelle époque cela est arrivé. Peut-être cet enfouissement date-t-il du quinzième siècle, où Plombières fut entièrement détruit par un incendie.

(1) Le fils aîné de Monsieur Français est aujourd'hui un des artistes de Paris qui donnent le plus d'espérance. Ses tableaux et ses gravures sont recherchés par tous les connaisseurs.

Si l'on devait en croire JOACHIM CAMERARIUS, qui écrivit un petit poème sur Plombières en 1540, ce bain aurait eu, à cet époque encore, ses dimensions premières. Voici ce qu'il a dit à cet égard :

> *Quem circum paries datus coercet,*
> *Passus qui bis ferè ducentos.*

Mais cette évaluation est évidemment exagérée. En effet, le poème de CAMERARIUS est accompagné d'une gravure représentant Plombières, où l'on voit une tour à l'entrée occidentale du grand bain, qui n'a été détruite qu'à la fin du siècle dernier, après l'inondation de 1770, qui faillit ruiner entièrement Plombières; et cette tour était construite sur la portion encore enfouie de ce bain.

Le préfet du département, M. de Monicault, auquel les habitans de Plombières ont voué une longue reconnaissance pour toutes les améliorations qu'il a provoquées ou encouragées, vient d'obtenir du Gouvernement et des chambres, 70 mille francs pour rétablir ce bain d'après les plans de M. Grillot, architecte du département, auquel on doit déjà les beaux salons publics de notre ville, la restauration du bain tempéré, et l'achèvement du bain royal commencé par son père, la gendarmerie et la construction des plus belles parties de la route de St.-Loup.

D'après le plan de M. Grillot, le bassin actuel du bain des Romains sera couvert par de larges dalles supportant un beau pavé de marbre des Vosges.

Au pourtour de ce pavé, qui fera le bas d'une vaste galerie vitrée, s'ouvriront vingt-deux cabinets de bain garnis de douches et pourvus de tout ce que l'on peut désirer d'élégant et de commode.

Les douches arriveront au bain par de beaux urnes de fonte, et la galerie vitrée servira de promenade aux baigneurs dans les temps froids. Elle aura trente pieds de long, sur douze de large. Placée au-dessus d'un bassin toujours rempli d'eau chaude, la température y sera assez élevée pour que les personnes les plus faibles puissent y braver le plus mauvais temps.

C'était au bain des Romains, dans la portion du côté du midi, que se trouvait le bain des Pauvres, destiné aux malades que les départemens de la Meuse, de la Meurthe, et des Vosges envoient à leurs frais à l'hospice de Plombières. Dans ce bain on admettait aussi les étrangers munis d'un certificat d'indigence. Ce bain était trop petit pour le nombre des baigneurs, et sa température était habituellement trop élevée pour la plupart d'entre eux.

Nous avons déjà dit que l'année prochaine on baignerait les pauvres de l'hopital au bain des Dames. Il serait bien plus convenable de leur construire un bain à l'hopital même.

Cet établissement ne coûterait pas plus de cinq ou six mille francs. Il serait alimenté par la source Müller, qui va actuellement au bain Tempéré, et qui a de vingt cinq à vingt six degrés. Au moyen d'une pompe qui puiserait une faible portion de la source très-chaude et très-abondante qui se perd aujourd'hui sous le pavillon du bain des Dames, on aurait facilement toute l'eau nécessaire pour porter le bain de l'hopital à vingt-huit degrés, et pour fournir aux douches les plus chaudes. On éviterait ainsi le triste spectacle que donnent trop souvent les pauvres malades portés au bain, à demi-nuds et tous grelottans, ou s'y traînant à grand'peine à l'aide de leurs potences.

Disons à cette occasion que pendant les temps pluvieux et froids, que l'on rencontre assez souvent à Plombières, les pauvres de l'hopital devraient avoir des salles chauffées. Faute de cette précaution bien peu coûteuse, et que l'humanité réclame, beaucoup de ces malades, en général mal vêtus, perdent pendant le jour tout le bien qu'ils avaient obtenu du bain. Cet inconvénient est d'autant plus grave qu'on ne chauffe pas les lits des pauvres quand ils sortent du bain, et pour beaucoup cependant cette précaution est d'une grande importance. Faisons aussi des vœux pour que les départemens qui les envoient, en augmentant un peu leur rétribution, permettent aux sœurs qui dirigent cet hospice, de modifier la nourriture suivant les besoins des malades, sans être obligées de s'imposer à elles-mêmes des privations. Mais toutes ces observations, mon confrère et mon ami, M. le docteur Garnier, inspecteur des eaux, a dû les présenter plus d'une fois à l'autorité, pénétré qu'il est sans doute de l'importance de ses devoirs envers les malades de l'hopital. Espérons donc que toutes ces améliorations seront bientôt réalisées. Mais revenons au bain.

La partie du bassin du bain des Romains, qui est encore à ciel ouvert et où de nombreux malades se baignaient autrefois, n'est plus qu'un réservoir pour les douches et les bains particuliers du bain Royal.

Plusieurs fois, en dépavant la rue qui est au-dessus du bain des Romains, et en y faisant quelques fouilles, on a vu, pendant de grandes pluies, l'eau se troubler, devenir presque boueuse. Cela prouve le mauvais état des canaux qui la conduisent. Il serait d'une grande utilité de les rétablir. On retrouverait, j'en suis assuré, beaucoup d'eau thermale aujourd'hui perdue, et la dépense qu'entraîneraient ces travaux ne serait pas considérable.

La principale source du bain des Romains a de 49 à 52 degrés R. Elle paraît venir des environs du pavillon du bain des Dames. Il est possible que les eaux très-chaudes qui se perdent dans la rivière ne soient qu'une dépendance de cette source dont la moitié va échauffer les étuves du bain Royal, ainsi que nous le verrons plus tard.

Le bain Tempéré, bâti sous le règne de Louis XV, occupe une partie de l'espace où s'étendait autrefois le grand bain ou bain des Romains. En creusant ses fondations, on trouva un énorme robinet en cuivre, des corniches, des tronçons de colonnes, semblables sans doute aux ruines du même genre que l'on découvrit, il y a quelques années, dans la partie du bain des Romains, depuis si long-temps comblée, et qui forme la place entre ce qui reste de ce bain et le bain Tempéré.

Ces corniches, ces colonnes, dont mon confrère et mon ami, M. le docteur JACQUOT a conservé quelques échantillons, déposent de l'existence d'anciens monumens dignes des Romains et de l'importance de nos eaux.

Le bain Tempéré n'avait dans l'origine qu'un

seul bassin circulaire fort vaste ; il en a quatre plus petits maintenant , dont deux sont destinés aux hommes et deux aux femmes. Cette nouvelle disposition permet de varier la température.

Le bassin le moins chaud des femmes a de 25 degrés R. $\frac{1}{2}$ à 26 $\frac{1}{2}$ et même 27° pendant les temps couverts : le bassin le plus chaud a de 27 degrés $\frac{1}{2}$ à 28° $\frac{1}{2}$.

Le bassin le moins chaud des hommes a de 26 degrès à 27° $\frac{1}{2}$; le plus chaud , de 27 degrès à 28° $\frac{1}{2}$. Ces bassins sont revêtus en marbre des Vosges. (1) Autour d'eux il y a de beaux cabinets où l'on prend des bains et des douches. Ces cabinets sont distribués en deux étages. Il y a aussi de nombreuses baignoires dans la salle même du bain.

Soixante personnes peuvent se baigner à la fois dans les bassins du bain Tempéré, et soixante et quinze dans les baignoires du même établissement. Ces baignoires sont toutes en cuivre. Dans le passage voûté de ce bain, au bain des Capucins, il y a deux cabinets de douche très-chauds : l'un surtout est toujours rempli de vapeurs ; ces deux cabinets son souvent fort utiles.

(1) On a découvert, dans ces derniers temps , un grand nombre de carrières de marbre dans les Vosges. Beaucoup d'espèces de ces marbres égalent en beauté les marbres des Pyrénées. Ceux que l'on trouve dans les mêmes gisemens que les granits, ont un éclat et une solidité très-remarquables. Une société anonyme à Épinal, les exploite sur une grande échelle. C'est à mes amis, MM. Dutac, fréres, que l'on doit cette précieuse découverte.

C'est également à ces hommes si recommandables que l'on doit les grands travaux entrepris sur les bords de la Moselle, entre Épinal et Charmes, travaux qui ont changé en de fertiles prairies des plaines de cailloux, où nulle végétation ne pouvait s'établir.

Les sources du bain Tempéré sont, celles de Bassompière qui y arrive à environ 44 degrés R. et fournit à peu près le tiers de l'eau des bassins, la source Muller que l'on pourrait remplacer bien avantageusement par les eaux chaudes qui se perdent sous le Bain des Dames, ou par la source chaude qui, de chez M. Fourni, va se perdre dans la rivière, et le petit conduit qui a 40 et quelques degrés.

Le Bain des Capucins, autrefois bain des Lépreux, Bain des Pauvres, Petit-Bain, était, au rapport de LEMAIRE et de don CALMET, un bain très-tempéré ; mais de leur temps on y conduisit une source très-chaude, qui en éleva beaucoup la température.

Le bassin de ce bain est divisé en deux parties. Dans l'une, l'eau arrive par un très gros trou au fond du pavé, entraînant souvent avec elle des bulles d'air qui ne diffèrent pas de l'air atmosphérique. Elle a ordinairement 36 degrés R. ; c'est sur ce trou, lorsque le bain est vidé, que les femmes vont prendre des étuves de sièges contre la stérilité. Mais on vient de construire, au bain Royal, un appareil beaucoup plus commode, et qui bientôt, sans doute, obtiendra la préférence.

Le trop plein du côté chaud du bain des Capucins, et une petite source très-chaude sortant du fond du pavé, remplissent l'autre côté du bassin où l'on peut faire arriver aussi un courant d'eau froide. Cette partie du bain n'a quelquefois que 28 degrés, souvent trente et plus ; l'autre en a 34 et quelquefois 36. Il est bien à désirer qu'à l'avenir leur température soit mieux réglée.

Quinze personnes peuvent se baigner à la fois dans

chacun de ses bassins. Pour peu que l'on y dépenserait en embellissemens, il y aurait place encore pour de nombreuses baignoires qui ne seraient pas les moins recherchées.

Ce bain est très-précieux pour nos rhumatisans. Chaque année on voit s'y opérer des cures nombreuses et très-rémarquables, aussi mérite-t-il toute l'attention de l'administration, et d'autant plus qu'il nécessite d'importans travaux, non pas pour l'améliorer, mais seulement pour le rétablir. (1)

M. Grillot a tiré le meilleur parti du dessus de ce bain, qu'il a fait couvrir en larges dalles et entouré d'une balustrade en pierre. C'est aujourd'hui un joli promenoir pour les salons. On y jouit d'une très-belle vue : au milieu de cette petite place il y a un élégant pavillon chinois pour abriter du soleil.

Le bain Royal, commencé sous l'empire, occupe la place où était avant la révolution un couvent de capucins.

Son bassin est carré et divisé en deux parties : l'une pour les femmes, l'autre pour les hommes. Sa température est de 27 à 28 degrés.

La forme de ce bassin n'est pas en harmonie avec les voûtes élevées de la salle. On devrait le remplacer par deux bassins ovales revêtus de marbre et séparés chacun en deux parties, afin d'en graduer la température.

Il faudrait aussi, dans les deux principales portes du

____

(1) Le bain chaud du bain des Capucins peut remplacer très-avantageusement le fameux bain de César, du Mont d'Or.

bassin de ce bain, en ouvrir de beaucoup moins grandes, afin d'éviter le plus possible les courans d'air.

Pour donner issue aux vapeurs de ce bain, on est forcé d'ouvrir une des larges fenêtres, qui sont à sa partie supérieure, ce qui refroidit souvent beaucoup les baigneurs. Il faudrait remédier à cet inconvénient assez grave.

Vingt personnes peuvent se baigner dans des baignoires disposées autour du bassin du bain Royal. C'est là où sont les plus fortes-douches de Plombières. Elles tombent de plus de vingt pieds de hauteur. L'une d'elles a un volet sur le canal des étuves et peut ainsi en tenir lieu elle-même

Il y a encore, dans cet établissement, de beaux cabinets de bains, dans lesquels sont disposés quarante baignoires en cuivre. Ces cabinets sont au rez-de-chaussée et au premier étage ; la plupart de ceux du rez-de-chaussée sont pourvus de douches latérales très-complètes. Vis-à-vis de ces cabinets, il y en a d'autres exclusivement consacrés aux douches.

Il serait à désirer que dans quelques-uns de ces cabinets on pût rencontrer des appareils de douches écossaises. On trouve bien le tarif de ces douches sur le réglement des bains, pourquoi ne pas trouver de lieu disposé pour les recevoir.

C'est un oubli presque impardonnable de la part de l'administration des eaux, ce sont des pas rétrogrades faits à plaisir pour montrer que, sous quelques rapports au moins, nos établissemens sont au-dessous de ce que l'on rencontre partout ailleurs.

C'est au bain Royal et au niveau du bassin qu'est l'étuve de l'Enfer. La source qui l'échauffe a 52 degrés R. au-dessus de cette étuve ; on en a pratiqué d'autres un peu moins chaudes, que l'on prend dans des boîtes. Quoique ces étuves soient bien supérieures à ce qu'elles étaient naguère, elle sont encore loin de répondre aux besoins des malades. L'inspecteur actuel des eaux, mon confrère et mon ami, M. le docteur GARNIER, ne négligera rien de ce qui pourra compléter cette partie si importante de nos établissemens (1).

Elle mérite d'autant plus de fixer son attention que ces étuves toutes rétrécies et mesquines quelles soient, consomment cependant une énorme masse d'eau qui va pendant les trois quarts de la journée se perdre inemployée dans la rivière. Or cette eau pourrait encore servir, ne serait-ce qu'à renouveler plus vite l'eau des bassins du bain Royal et du bain Tempéré (2). Il suffirait, pour la refroidir au degré convenable, de faire passer ses corps de conduite à travers un canal d'eau froide. En vidant la partie du bain des Romains qui est aujourd'hui comblée, on doublerait d'abord l'étendue du réservoir actuel, et sur cette partie du réservoir on pourrait avoir de vastes étuves qui communiqueraient d'un côté au bain des Romains, et de l'autre au bain Tempéré .Ce beau travail pourait être tout entier sous la voie publique qu'il ne gênerait en rien.

(1) On a pris cette année plus de mille étuves au bain Royal seul.

(2) Cette eau devrait aussi arriver par le fond des bassins. Faute de cette précaution si simple, leur température est toujours inégale.

Vis-à-vis du bain des Dames, dans l'angle des maisons des dames Martinet et Mignard, est la vieille étuve ou l'étuve de Bassompière. On ignore à quelle époque elle fut construite. Il faudrait ou la supprimer ou la rétablir. L'eau qui l'échauffe se perdait autrefois dans la rivière auprès du bain des Dames. Elle est conduite aujourd'hui au bain Tempéré.

La fontaine du Crucifix, sous les arcades, alimentait autrefois un bain connu sous le nom de bain du Chêne. Réservée depuis, pour l'usage des buveurs, l'excédant de l'eau allait au bain des Romains et y coulait par un pilier que l'on y voit encore. Sa température est de 38 à 40 degrés R.

Les deux principales sources d'eau savonneuse sont: l'une sur la terrasse du jardin du bain Royal, l'autre à l'entrée de la route de Luxeuil; mais il en existe un grand nombre d'autres. (1)

Outre les sources thermales utilisées dans nos bains, il y en a beaucoup d'autres encore chez différens propriétaires. Bientôt, sans doute, on les recherchera avec soin, et de nouveaux bains viendront au secours des établissemens qui existent aujourd'hui et qui suffisent à peine au nombre toujours croissant des baigneurs.

Sous la maison de M. Louis Grillot, pharmacien de cette ville, et sous celle de son confrère, M. Gentilhomme, coulent dans la rivière deux sources très-abondantes et très-chaudes. Elles seront sans doute utilisées

(1) Chez monsieur Fourni se trouve encore la fontaine savonneuse la plus abondante de la ville. Elle sert là aux seuls besoins de la maison.

plus tard. Toutes deux arriveraient facilement dans les bassins du bain Royal, et du bain Tempéré.

La fontaine ferrugineuse est située au milieu de la grande promenade ; elle s'écoule dans l'Eau -Gronne.

On dit que dans la maison de madame veuve Grillot, près du bain des Romains , il y a une source purgative , que les anciens propriétaires ont cachée pour se débarrasser des nombreux visiteurs que cette source leur procurait. J'ignore jusqu'à quel point cette tradition presque perdue est fondée. Enfin vis-à-vis de l'ancienne filerie sur le bord de la route de St.-Loup, coule encore une fontaine ferrugineuse que les travaux de la route viennent seulement de faire découvrir et qui n'a pas été analysée.

Il n'entre pas dans le plan de mon ouvrage , qui est entièrement médical , de parler des beaux salons du bain Royal et du bain Tempéré, non plus que de l'aspect de Plombières , de ses maisons si propres , de ses nombreux et élégans balcons qu'admirait déjà Montaigne.

Je dois me taire aussi sur les habitans de Plombières , leur affabilité, les soins dont ils entourent les malades, depuis le pauvre, qui ne paie que vingt sols par jour, jusqu'à l'homme riche qui paie six , huit ou dix fois davantage. Enfin, je dois me taire également sur les promenades si jolies et si variées de nos environs que l'administration municipale actuelle, dont M. Durand est le chef, met tous ses soins à rétablir. Cette même administration , secondée par les autorités supérieures et par quelques communes du département de la Haute-Saône, ouvre maintenant une route superbe le long de l'Eeau-Gronne. Cette route offrira aux baigneurs une magnifique promenade en plaine de plusieurs lieues de longueur. Elle deviendra la route de Troyes à Strasbourg; elle nous rapprochera beaucoup de Paris et elle doublera l'importance des bains de Plombières, qu'elle mettra à même de rivaliser sous le rapport de l'agrément avec ceux de Bade.

Mais revenons à mon sujet. Je ne puis pas le terminer sans exposer l'opinion la plus vraisemblable sur la cause de la chaleur de la plupart des eaux thermales.

M. Tétra, directeur des mines, a prouvé que la chaleur de la terre augmente d'autant plus que l'on s'enfonce d'avantage vers son centre, et il a constaté que cette élévation de température est régulièrement d'un degré par cent pieds.

M. Arago a confirmé ces recherches en examinant le degré de température de l'eau fournie par les puits artésiens, eau qu'il a constamment trouvée d'autant plus chaude qu'elle venait de lieux plus profonds

Il résulte de là, qu'à une très-petite profondeur, relativement au diamètre du globe, la température est tellement élevée que tout ce qui est soumis à son action doit y être à l'état de fusion. Il est à peu près certain que ce sont des métaux; en effet, les calculs des astronomes et des physiciens ont établi que le poids de notre globe était tellement considérable, que son intérieur devait être composé de substances cinq ou six fois plus lourdes que les terres et les pierres qui forment sa couche extérieure.

D'un autre côté, les chimistes ont prouvé que ces terres et ces pierres ne sont que des cendres métalliques, d'où l'on a conclu que l'intérieur de la terre était composé de métaux encore purs.

Représentez-vous maintenant une disposition du sol qui permette aux eaux pluviales de s'enfoncer profondément, vous les verrez revenir d'autant plus chaudes qu'elles auront pénétré plus avant et qu'elles auront suivi, dans leur retour à la surface de la terre, une direction plus perpendiculaire. Vous aurez ainsi l'explication de la cause de la chaleur de eaux thermales.

L'étendue des tremblemens de terre, l'identité des laves que vomissent les volcans, viennent déposer encore en faveur de l'opinion que je viens d'exposer. Cependant, quelqu'imposantes que soient les autorités qui l'appuient, beaucoup de personnes, sans doute, se refuseront à l'admettre aussi long-temps que le trou de Maupertuis ne sera pas creusé ; mais hypothèse pour hypothèse, les gens sensés préféreront celle-là à toutes celles qui l'avaient précédée.

Dans les ouvrages de don Calmet et de Martinet sur les *Eaux de Plombières*, ainsi que dans la thèse inaugurale de mon confrère, M. le docteur A. Jacquot, de notre ville, on trouve une foule de détails historiques et topographiques très-curieux.

M. Jacquot donne aussi une notice bibliographique très-complète des ouvrages qui ont paru avant le sien sur nos eaux. Je n'aurais pu que la copier ici en y ajoutant toutefois la dissertation inaugurale de mon ami M. le docteur Michel, maire de St.-Loup, *sur l'Emploi des Eaux minérales de Plombières et de Luxeuil.* (Paris, 1823). Cette thèse est remplie des meilleures idées théoriques. Son auteur est un des médecins les plus distingués et l'un des plus habiles chirurgiens de de nos environs.

M. le docteur Adrien Grojean, fils d'un ancien inspecteur de nos eaux, a publié aussi en 1829 un *Précis sur les Eaux de Plombières*. Cet ouvrage est peu médical. Il est recommandable surtout par le nom de M. Barruel, cité à l'occasion d'une analyse des eaux de Bussang, faite par ce savant chimiste. M. le docteur Demangeon a publié aussi en 1825, un ouvrage sur les eaux de Plombières.

Je crois devoir terminer ce travail par le réglement de nos bains. On y verra qu'en général le prix en est trop élevé, ce qui les rend moins accessibles, aux personnes de moyenne fortune et cependant le Gouvernement, en devenant propriétaire des principales eaux thermales de France, veut sans doute, qu'elles soient mises à la portée du plus grand nombre possible de malades. Les baigneurs aussi réclament un registre d'inscription toujours ouvert au bureau des bains, où ceux qui attendent des baignoires ou des cabinets, puissent être rassurés contre la crainte de passe droits, crainte du reste que ne légitime pas sans doute l'impartialité de l'inspecteur actuel, mais qui n'en est pas moins une maladie, dont la cause est bien facile à détruire. D'ailleurs il n'y a rien de médical dans la désignation des baignoires particulières et des cabinets. C'est donc une tâche pénible inutilement imposée à mon confrère. Enfin on y verra bien le tarif de la douche écossaise ; mais jusqu'ici on a manqué de local pour l'administrer, et c'est comme je l'ai dit ailleurs une faute grave. Mais le Préfet du département, porte à Plombières un trop grand intérêt pour qu'il ne suffise pas de lui indiquer les quelques améliorations que nos établisemens réclament.

Police et surveillance des établissemens.

Le médecin inspecteur des eaux de Plombières est chargé de la police médicale et sanitaire, et de la surveillance de l'ordre intérieur dans les établissemens thermaux.

Le fermier devra se conformer, pour l'ordre du service, à toutes les injonctions qui lui seront faites par cet inspecteur.

L'inspecteur désignera le nombre des baignoires à mettre dans les salles communes et dans les cabinets, et l'emplacement des bains rendus sulfureux. Faute par le fermier de déférer aux prescriptions de l'inspecteur, il pourra être exclu du droit d'enchérir à l'adjudication suivante de la ferme; et, si le cas l'exigeait, la résiliation immédiate de son bail pourrait être prononcée par le conseil de préfecture, conformément à l'article 22 de l'ordonnance du 18 juin 1823.

Art. 24.

Les personnes qui, pendant la saison des eaux, se proposeront de faire usage des bains dans les piscines, autour des piscines et dans les cabinets des douches et des bains de vapeur, devront en prévenir le médecin inspecteur, qui assignera l'heure et le lieu où elles seront servies. Le fermier fera tenir un registre où seront inscrits, sur les indications de l'inspecteur et par un employé mis à sa disposition, les noms de toutes les personnes auxquelles des baignoires et des cabinets auront été assignés.

Ces dispositions ne pourront être changées que sur la demande des personnes qui seront munies de cartes, hors le cas cependant où elles ne se conformeraient pas elles-mêmes aux conditions qu'elles auraient d'abord acceptées.

Art 26.

Nul autre que le fermier ou ses préposés, les personnes attachées au service, et les médecins particuliers des malades qui en auraient un et demanderaient à être accompagnés par lui, ne peut pénétrer dans les bains de l'état pendant les heures consacrées à l'administration des eaux, sans une autorisation de l'inspecteur, qui pourra la retirer à toute personne qui ne se conformerait pas aux dispositions du réglement, ou qui troublerait la tranquillité dont les malades ont besoin.

Art. 27.

Toutes les contestations entre les étrangers et le fermier, ou les employés et gens de service, sont décidées par l'inspecteur.

Les étrangers peuvent, suivant le cas, exercer le recours à l'autorité municipale ou judiciaire.

Le fermier s'engage à se soumettre toujours aux décisions de l'inspecteur.

Art. 16.

L'usage gratuit des eaux, bains, douches et étuves, sera accordé, d'après l'autorisation provisoire de l'inspecteur, soumise à l'approbation du préfet,

1.° Aux pauvres admis à l'hospice, soit pendant leur séjour dans l'établissement, soit lorsqu'après en être sortis ils feront encore usage des eaux, avec l'autorisation provisoire de l'inspecteur ;

2.° Aux malades munis d'un certificat d'indigence délivré par le maire de leur domicile, ou de toute autre pièce constatant l'indigence, telle que passeport d'indigent, etc. ;

3.° Aux militaires non gradés, porteurs d'un certificat du chirurgien-major de leurs corps ;

4.° Aux habitans de Plombières qui se feront servir à leurs frais, sans être astreints aux frais de service du tarif.

Le fermier ne pourra leur refuser l'usage des ustensiles affectés au bains ni l'eau montée par les pompes.

Les malades munis d'un certificat d'indigence et les militaires non gradés devront avoir l'autorisation provisoire de l'inspecteur, qui indiquera pour ce service, comme pour les autres, le lieu, l'heure et la durée des bains et des douches.

Art. 21.

Les prix sont fixés conformément au tarif suivant, auquel le fermier se conformera exactement.

Eaux minérales.

1° Bain porté à domicile........................		1ᶠ	25°
2° Bains dans les cabinets.. { Baignoire métallique...		1	00
Idem en bois.....		»	75
3° Bain autour des bassins......................		»	50
4° Bain dans le bassin royal et tempéré.............		»	40
5° Bain dans le bassin des Capucins...............		»	30
6° Douche à la Tivoli et douche Écossaise (10 minutes)..		»	50
Par minute d'augmentation.....................		»	05
7° Douche ordinaire, par dix minutes..............		»	30
Par minute d'augmentation....................		»	03
8° Bain de vapeur partiel ou général..............		»	50
9° Bain de vapeur ou trou dit des Capucins..........		1	00
10° Pour le remplissage d'une bouteille d'eau minérale, chaude, froide, savoneuse, ferrugineuse à exporter. .... 05 } Bouchon et apposition du cachet......... 10 }		»	15

Nota. Lorsqu'une baignoire sera pendant plus de deux heures à la disposition d'une même personne, on pourra exiger le prix de deux bains. Il en sera de même pour les personnes qui resteront plus de trois heures dans les bassins.

Lorsqu'une personne manquera un bain en baignoire, sans en avoir fait prévenir deux heures d'avance, on pourra en exiger le prix et la priver de la place qu'elle occupait.

Il est défendu à deux personnes d'occuper la même baignoire ; les enfans seuls sont exceptés.

Si une personne occupe un cabinet à deux baignoires sans permettre que la seconde soit occupée, elle sera tenue de payer deux bains.

L'inspecteur pourra interdire les bains aux bassins communs à toute personne qui n'aura pas pris préalablement un bain de propreté, ainsi qu'à toute personne atteinte d'une infirmité capable d'inspirer de la répugnance ou de compromettre la santé publique.

Frais de service.

1° Transport au bain, en chaise à porteur..........	» ^{f}	25^c
2° Retour du bain, en chaise à porteur.............	»	25
3° Course en ville, le jour et la nuit...............	»	50
4° Promenades, chaque demi-heure, le jour et la nuit.	2	00
5° Par bain en chambre.............................	»	25
6° *Idem* en cabinet................................	»	15
7° *Idem* autour du bassin..........................	»	10
8° *Idem* dans les bassins..........................	»	05
9° Par douche simple...............................	»	05
10° Par douche à la Tivoli et douche Écossaise.......	»	15
11° Par bain de vapeur, garçon à la porte...........	»	20

Nota. Les sommes dues pour les services indiqués aux paragraphes 3 et 4 précédens, seront payées directement aux garçons par les personnes qui les auront employées ; elles seront acquises à ces hommes, sans que le fermier puisse prétendre à en faire la répétition.

Art. 22.

Les prix portés au tarif ci-dessus sont un maximum qu'il n'est pas permis de dépasser. Il est expressément défendu au fermier, à ses préposés et aux gens de service, de rien exiger au-delà des taxes qui y sont fixées. Mais le fermier a la faculté de les diminuer, s'il le juge convenable et utile à ses intérêts.

Art. 29.

L'adjudicataire sera tenu de faire imprimer à ses frais, et afficher en placard, les articles 16, 21, 22, 23, 24, 26, 27 et 29 du présent cahier des charges.

Cette affiche sera placée dans tous les corridors, salles et cabinets, et dans tous les endroits qui seront indiqués par l'inspecteur.

Épinal, le 1.er février 1837.

Le Préfet des Vosges,

A. DE MONICAULT.

Vu et approuvé :

Le Ministre du Commerce et des Travaux publics,

N. MARTIN.

Paris, ce 10 mars 1837.

CHAPITRE PREMIER.

Les eaux minérales froides et chaudes ont fixé de tout temps l'attention d'un grand nombre de médecins distingués, qui nous ont laissé de précieux ouvrages sur leur mode d'action. Mais comme la médecine est une science encore imparfaite, comme chaque siècle ou plutôt chaque jour vient ajouter des matériaux aux matériaux déjà si nombreux qu'elle possède, et vient ainsi modifier et perfectionner ses doctrines, on pourra long-temps revenir sur des sujets souvent traités, et on pourra le faire utilement pour les malades.

Je désire beaucoup que cet ouvrage, sur les eaux minérales de Plombières, ait ce dernier genre de mérite, et qu'il fournisse des données nouvelles sur le meilleur parti à tirer dans chaque cas particulier d'un moyen thérapeutique, dont les siècles ont constaté l'efficacité, et dont chaque jour voit s'accroître la réputation.

Si malgré tous mes efforts je restais en arrière du but que j'ai tâché d'atteindre, si mon ouvrage valait moins que ceux des médecins qui ont suivi la même carrière, j'aurais le tort toujours grave de n'avoir pas été au niveau de mon époque; s'il vaut mieux, je ne le devrai qu'aux progrès ré-

cens de la science, mais comme il lui reste beaucoup à faire encore, je laisserai beaucoup à dire
aussi à ceux qui s'occuperont après moi du même
sujet.

Nous avons à Plombières trois espèces d'eaux
minérales; l'eau thermo-minérale, l'eau dite savonneuse et l'eau ferrugineuse.

L'eau thermo-minérale est inodore, elle est lé-
gèment onctueuse au toucher, ce qu'elle doit à la
soude qui la minéralise, ainsi qu'à la glairine ou
barégine qui s'y rencontre. Sa température s'élève
de 26 à 52 degrés Réaumur ou de 33 à 65 degrés
centigrades, suivant les sources où on la puise.
Ces sources sont très-nombreuses. Beaucoup sont
encore à recueillir, et je ne crois pas me tromper en
évaluant les sources actuellement employées par
l'administration des bains , au tiers seulement
de celles qu'elle pourrait utiliser.

Notre eau thermale contient par livre, d'après
l'analyse de Vauquelin,

Carbonate de soude......................	gr. j	$\frac{1}{12}$
Sulfate de soude.......................	gr. j	$\frac{1}{6}$
Hydrochlorate de soude................	gr. o	$\frac{5}{8}$
Carbonate de chaux....................	gr. o	$\frac{1}{4}$
Silice............................	gr. o	$\frac{2}{3}$
Matière azotée , dite glairine ou barégine....	gr. o	$\frac{13}{24}$

Observons que dans cette analyse, les sels ont
été supposés à l'état de cristallisation.

L'eau savonneuse est inodore comme l'eau thermale; sa température varie, suivant les sources, de 11 à 13 degrés Réaumur, ou de 14 à 16 degrés 5o centigrades. Les substances qu'elle tient en dissolution, la rendent légèrement visqueuse, et c'est à cette viscosité qu'elle doit son nom. L'eau savonneuse est minéralisée comme l'eau thermale, par le carbonate, le sulfate et l'hydrochlorate de soude, le carbonate de chaux, la silice et la glairine; mais ces substances s'y trouvent en quantité, moitié moins considérable. Ce n'est que de l'eau thermale refroidie et mélangée sans doute à de l'eau ordinaire. Il serait à désirer qu'elle ne fût plus employée dans nos bains, et qu'on la remplaçât par de l'eau thermale que l'on aurait laissée refroidir. Cette amélioration est facile à réaliser.

L'eau ferrugineuse est froide, habituellement inodore, mais dégageant quelquefois une légère odeur d'hydrogène sulfuré. Sa saveur est très-prononcée. On trouve, dans le bassin qui la reçoit, un dépôt rouge briqueté assez abondant.

D'après Fodéré, cette eau contient par pinte,

Carbonate de soude..........................	gr. o $\frac{1}{2}$
Carbonate de chaux, de magnésie et silice...	gr. . $\frac{1}{2}$
Oxide de fer................................	gr. o $\frac{1}{8}$

CHAPITRE II.

DES FONCTIONS DE LA PEAU ET DE L'ÉTUVE.

Pour expliquer d'une manière satisfaisante le mode d'action de notre eau thermale, lorsqu'elle est employée en bains, il est indispensable dans l'état actuel de la science, d'indiquer, sommairement au moins, les principales propriétés de la peau, de dire quel rôle joue dans l'économie cet organe, quelles modifications il éprouve dans les affections chroniques que nos eaux peuvent guérir.

Cette nécessité est d'autant plus grande que quelqu'accessible que soit la peau à toutes nos recherches, nous avons entièrement ignoré, jusque dans ces derniers temps, les principales fonctions de cette vaste membrane.

Depuis Sanctorius, dont les expériences avaient prouvé que la peau est chargée de rejeter du corps la plus grande partie de nos alimens (les cinq huitièmes, si on ne tient pas compte du moins de l'exhalation pulmonaire) (1), la science n'a fait à

(1) On doit à Séguin et Lavoisier des recherches intéressantes, destinées à faire évaluer l'importance relative de la transpiration

cet égard aucun progrès réel, et la médecine malheureusement n'a même pas profité de l'une des plus importantes observations de Sanctorius, savoir que la sueur fluidifie le sang. Aussi rien de plus vague et de moins applicable à la thérapeutique que les enseignemens des physiologistes à cet égard.

D'après Richerand, il y aurait similitude de fonction entre la peau et la muqueuse pulmonaire, toutes deux excrétant de l'acide carbonique. La peau serait en outre chargée de refroidir le corps à l'aide de sa transpiration continuelle. Enfin cette transpiration qui se trouverait suivant lui, en antagonisme habituel avec la sécrétion des reins, aurait encore pour objet de lubrifier la membrane dans laquelle le sens du toucher réside.

Adelon donne, d'après Thénard et Berzélius, l'analyse de la transpiration cutanée ; comme Richerand il rapporte les expériences que Sanctorius faisait au commencement du 17e siècle, celles qui ont été répétées depuis cet habile et infatigable observateur, pour mieux constater les siennes ; il regrette que la chimie n'ait pas mieux éclairé ce sujet ; il regarde la transpiration cutanée comme destinée non-seulement à entretenir la souplesse de la peau et une égale température du corps, mais comme une sécrétion dépuratrice et décompo-

cutanée et de l'exhalation pulmonaire. D'après ces savans, la première de ces sécrétions, serait en moyenne à la seconde, comme onze est à sept. (*Ann. de chimie*, t. 90 , *page* 14).

sante, partageant ces importantes propriétés avec la sécrétion urinaire surtout. Il en induit l'extrême importance de cette fonction, et il explique par le transport sur d'autres organes de la matière qu'elle devait excréter, diverses maladies telles que les rhumatismes, l'hydropisie, la dyssenterie, les catarrhes, etc.

Mon illustre maître, M. Broussais qui a fait faire à la médecine de si grands progrès, autant et plus encore peut-être en détruisant de vieilles erreurs, qu'en proclamant des vérités inconnues jusqu'à lui, M. Broussais, dans sa physiologie, après avoir parlé de l'anatomie de la peau, de ses sé-crétions, de son importance comme organe du toucher, termine cet article par un exposé des phénomènes de relations des fonctions tactiles de la peau et de l'influence qu'elles exercent tout à la fois sur le cerveau et sur les viscères.

Ces opinions des physiologistes, sur les fonc-tions de la peau, sont vagues, incomplètes et souvent erronées. Ainsi ce n'est point entre la peau et les reins, comme le prétend Richerand, qu'il y a antagonisme. Bien loin de là, il y a en-tre ces organes similitude de fonctions, ou plutôt concours pour l'accomplissement de la même fonc-tion, comme nous le verrons plus tard en déter-minant alors les véritables antagonistes de la peau.

La transpiration cutanée n'est pas non plus destinée principalement à refroidir notre corps, puisque le repos, en diminuant beaucoup l'énergie de cette fonction, bien loin d'augmenter notre chaleur, est une des causes les plus puissantes de refroidissement; puisque les malades et les vieillards, dont la peau étiolée ou couverte de rides, ne fonctionne plus que d'une manière imparfaite, sont on ne peut pas plus accessibles au froid; et si la peau est chargée surtout, comme le prétend Adelon, de la décomposition du corps, si elle n'a pas a remplir un rôle bien plus important et méconnu jusqu'ici, comment expliquer l'amaigrissement des gens avancés en âge, qui mangent et boivent souvent beaucoup, digèrent bien et transpirent peu?

Comment, avec les idées actuellement admises par les physiologistes, sur les fonctions de la peau, expliquer à leur aide les sueurs critiques des malades, tantôt si bienfaisantes et tantôt si funestes? Comment expliquer aussi la production des rhumatismes, celle de la pleurésie qui vient assaillir un homme, alors qu'il se repose dans un endroit frais, à la suite d'un violent exercice, pendant la durée duquel il aura cependant transpiré en une heure de temps, plus peut-être qu'il ne l'aurait fait dans l'état ordinaire, en tout un jour? Comment enfin, indépendamment d'une multitude d'autres phénomènes aussi inexplicables avec les théories actuelles, comment se rendre compte du mode d'action des eaux minérales?

On en est réduit avec Alibert à se dire qu'il y a dans ces sources quelque chose de divin. Nous gagnons à cela, nous, médecins des eaux, la dignité de prêtres, mais qu'y gagnent les malades?

Et avouons ici que si la physiologie connaît peu les véritables fonctions de la peau, elle n'est malheureusement pas beaucoup plus avancée dans la connaissance des fonctions des autres organes. Cela vient de ce que les études médicales remontant aux premiers âges de l'homme, chaque siècle a légué ainsi ses erreurs au siècle qui le suivait, et de ce que les sciences naturelles étant dans les premiers temps, trop incomplètes pour expliquer les phénomènes de la vie, les médecins se sont efforcés, à l'envi l'un de l'autre, à repousser leur concours: beaucoup croiraient encore déroger aujourd'hui s'ils empruntaient à la physique et à la chimie les moyens d'arracher notre art à tout ce qu'il a eu jusqu'ici de vague et de conjectural (1). Et cependant nos organes tout matériels qu'ils sont, ne peuvent certes pas échapper aux grandes lois qui régissent la matière : si jusqu'ici ces lois n'ont pas été reconnues, la faute en est à nous seuls.

Aussi, pour revenir à la question qui fait l'obje de ce chapitre, remarquons tout le vague qui existe dans les traités de médecine qui ont pour

(1) Aujourd'hui encore le mot de chimiatre ou de médecin chimiste n'est pris qu'en mauvaise part, mais le moment approch où ce mot sera réhabilité.

objet le mode d'action des eaux minérales : remarquons avec quel empressement leurs auteurs
évitent la partie véritablement philosophique des
questions qu'ils traitent, pour abonder dans l'empirisme et nous raconter des faits que nul lien
scientifique ne rattache les uns aux autres, et devant l'explication desquels ils se taisent, impuissans qu'ils sont.

Cette impuissance, je la partageais avec eux
et je faisais contre elle d'inutiles efforts. Je dois
aux travaux de mon frère (1) d'avoir pu lui
échapper, d'avoir bien compris ou d'avoir beaucoup mieux compris du moins les véritables fonctions de la peau, ses rapports avec l'organisation et la manière d'agir de nos eaux sur elle.

La peau n'est pas destinée seulement à refroidir le corps à l'aide de la transpiration qu'elle
exhale ; ses fonctions ne se bornent pas non plus
au rejet de substances usées par la vie et désormais nuisibles à nos organes ; enfin la fonction
du tact, dévolue à la peau surtout, est bien loin
encore de l'importance d'une de ses autres fonctions jusqu'ici méconnue, je veux dire de la
production de l'une des deux électricités qui constituent notre fluide nerveux, et qui, par suite sans
aucun doute d'une volonté première et toute puissante, produit de la vie, président à sa conserva-

____

(1) Voyez son mémoire à l'Institut, février 1837 ; voyez aussi
son traité de la goutte.

tion et à l'accomplissement d'admirables phénomènes.

Chez l'homme en bonne santé, les sécrétions de
la peau sont acides. Or les acides, soumis à l'action d'une pile, sont repoussés par le pôle négatif
et attirés par le pôle positif, donc la peau qui sé-
crète et repousse de son tissu des acides, est un
organe doué d'électricité négative : et ici remarquez bien que je ne discute pas cette loi aujour-
d'hui admise par tous les chimistes, qu'il n'y a
point de changement chimique sans dégagement
d'électricité : remarquez bien aussi que je suppose
également admise par mes lecteurs, cette loi qui
reconnaît l'électricité comme un des produits de
la vie et que mettent hors de doute les travaux
des Cotugno, des Galvani, des Aldini, des Hum-
bold, et en dernier lieu, ceux si importants de
mon frère.

La peau est donc un organe acide ou chargé
de produire l'électricité négative du corps avec
les reins, les uretères, une portion de la vessie
et la plus grande partie du tube intestinal. Mais
dans cette production d'électricité, la peau, à
raison de sa grande étendue et de l'activité de ses
fonctions, joue le premier rôle. Aussi le froid
intense en agissant sur elle produit-il une véritable asphyxie en suspendant l'action d'un des
pôles de la pile, dont les poumons, une partie des
séreuses, le foie, la rate, les organes génitaux

le tissu cellulaire, et les os constituent le pôle opposé ou le pôle positif. Ces organes sont liés entre eux par le moyen des nefs et du cerveau. Le sang forme leur conducteur humide.

Cependant l'électricité, produit le plus important des sécrétions animales, ne se comporte pas toujours comme celle qui est dégagée par une pile. Elle existe souvent à l'état de tension sur l'une des surfaces d'un organe membraneux; elle attire sur l'autre l'électricité de nom opposé, et elles se dissimulent l'une par l'autre comme dans la bouteille de leyde et dans l'électrophore. Mais pour plus de détails je renvoie aux ouvrages de mon frère, ne pouvant ici perdre de vue mon sujet.

De toutes ces considérations on doit nécessairement induire, que si la peau ne fonctionne pas assez, que si la transpiration cesse d'être acide ou ne l'est pas suffisamment, ou que si au contraire elle fonctionne avec trop d'activité, il y aura trouble dans le reste de l'économie. D'un côté une tension morbide dans les organes alcalins, de l'autre une consommation trop rapide des deux électricités qui pourra amener plus ou moins promptement la mort.

Tous les faits pathologiques confirment cette loi. Voyez en effet les poumons, le foie, le tissu cellulaire, les os et les grandes cavités séreuses, devenir le théâtre habituel des plus graves accidens, chez les hommes dont la peau blanche et lymphatique n'a pas assez de force de résistance pour lutter avantageusement avec les causes, si nombreuses dans nos climats, de refroidissement et d'affaiblissement.

Voyez au contraire dans les pays chauds, les maladies devenir promptement mortelles sous l'influence d'une trop violente excitation de la peau, ou voyez ce dernier organe tombant dans l'atonie ainsi que le tube digestif sous l'influence d'une excitation trop long-temps continuée, voyez alors le foie et les séreuses s'entreprendre, et la vie s'éteindre plus lentement par suite de l'inflammation chronique des organes alcalins, dont l'électricité ne pouvait plus se neutraliser en se combinant à celle de la peau qui ne se produisait plus qu'en quantité trop peu considérable.

Mais là ne se bornent pas pour ce vaste et si important organe, les enseignemens des doctrines électro chimiques, et mon frère a prouvé que la loi, en vertu de laquelle une électricité tend toujours à appeler à elle l'électricité contraire, s'appliquait à nos organes comme au reste de la nature, et que des lotions alcalines, par exemple, sur une peau trop peu acide, lui rendaient son acidité normale, rétablissaient ses fonctions dans toute leur plénitude, tandis que des lotions acides pouvaient diminuer son énergie lorsqu'elle avait été exagérée. Mon frère montrera, dans une série d'ouvrages auxquels il travaille maintenant, toutes les applications que la méde-cine peut faire de cette loi si importante, pour la guérison de maladies jusqu'à présent regar-dées trop souvent comme incurables.

Si donc les lotions alcalines ont cette propriété remarquable de rétablir les fonctions de la peau, en y faisant un appel d'électricité négative, et en mettant ainsi en liberté dans l'économie ce fluide sans lequel la vie est impossible, on conçoit fa-cilement le mode d'action de nos eaux, agissant tout à la fois sur la peau par leur température et par leurs principes alcalins, dont l'action est aug-mentée peut-être par la glairine qui s'y trouve unie. On conçoit encore mieux cette action quand on se souvient que Plombières est élevé à plus de 1,300 pieds au-dessus du niveau de la mer, et que l'air, pesant dès-lors beaucoup moins sur la peau que dans les pays de plaine, le sang, son excitateur naturel, y arrive avec beaucoup plus de facilité, et rend ainsi bien plus puissante l'ac-tion des médicamens, qui ont pour objet de ré-tablir ses fonctions. Le fait suivant en est une preuve extrêmement remarquable.

Première Observation.

Madame D., de Nancy, âgée de trente ans environ, mariée sans enfans, avait depuis deux ans une ascite qui avait résisté à tous les moyens employés contre elle et qui avait nécessité déjà 32 ponctions dont plusieurs avaient fourni plus de quinze litres de sérosité. Madame D. était dans le marasme, son tube digestif était d'une susceptibilité extrême et tout présageait sa fin prochaine lorsqu'elle vint à Plombières l'été dernier. Je dus, peu de jours après son arrivée, lui faire la trente-troisième ponction, qui fournit plus de onze litres de sérosité. Le foie était hypertrophié, mais il l'avait été davantage. Il paraissait maigrir avec le reste du corps. La peau de cette dame était pâle et aride. Des étuves, prises à Nancy, et portées jusqu'à 50 degrés R., n'avaient pu triompher de sa sécheresse; les urines étaient à peu de choses près nulles.

Pendant six semaines je fis prendre à madame D., tantôt tous les jours, tantôt tous les deux jours seulement, une étuve à 36 degrés R., dans laquelle elle était plongée jusqu'au cou, et dans laquelle elle restait aussi long-temps que la circulation ne s'activait pas trop. Je secondais ce traitement par de l'eau de bourrache et de tilleul, et par un régime doux en rapport avec l'état des voies gastriques. Peu à peu les fonctions de la peau se rétablirent en même temps que celles des reins et du tube intestinal. A la fin de son traitement, madame D. transpirait beaucoup, urinait de même et digérait parfaitement bien. Je l'ai revue deux mois après à Nancy. L'épanchement abdominal avait entièrement disparu, madame D. était grasse et forte, complètement guérie enfin.

Cette histoire fort curieuse montre combien nos étuves ont de supériorité sur celles où l'atmosphère pèse davantage que la nôtre, en même temps qu'elle montre aussi les liens étroits qui unissent entre eux les organes doués d'une même électricité, puisque l'on a vu se rétablir tout à la fois, en n'agissant que sur la peau, les fonctions de cette membrane, celles du tube intestinal et des reins, en même temps aussi que se rétablissaient, sans doute, dans la cavité abdominale, les fonctions de la portion des séreuses qui, enveloppant les organes alcalins du ventre, doit être acide et chargée de l'absorption de la sérosité alcaline que sécréte le reste du péritoine.

CHAPITRE III.

DU BAIN CHAUD ET DU BAIN TEMPÉRÉ.

Dans le traitement de madame D., nos eaux n'ont agi que par leur température et non pas par leur minéralisation : on verra, dans le cours de cet ouvrage, un grand nombre d'exemples où ce dernier mode d'action l'emporte au contraire sur le premier, et cependant je crois devoir recommander à tous les praticiens qui auront l'occasion de prescrire nos eaux, de tenir un grand compte de leur température élevée. A son aide, ils triompheront souvent des maux les plus graves. Qu'ils se souviennent (1) qu'un des thermes les plus renommés de France, le Mont-d'Or, ne doit ses propriétés, souvent héroïques, qu'à la température de ses eaux, puissamment secondées aussi par la diminution de pression atmosphérique; mais qu'ils n'oublient jamais que le bain chaud, par cela même qu'il est un puissant remède, est un remède qui, prescrit mal à propos, peut devenir très-dangereux.

Le bain très-chaud l'emporte de beaucoup en activité sur l'étuve même, à égalité de température. Cela s'explique et par la densité de l'eau, bien plus grande que celle de sa vapeur, et par sa minéralisation, car les substances que notre eau contient ne sont point volatiles. Le bain très-

---

(1) Le célèbre inspecteur des eaux acidules du Mont-d'Or, M. le docteur Bertrand, insiste beaucoup dans son ouvrage sur la nécessité d'employer ses eaux en bains chauds. Ce conseil est d'autant mieux fondé que sous une pression atmosphérique plus forte, des eaux en tout semblables à celles du Mont-d'Or, mais administrées en bains tièdes seulement, nuiraient beaucoup à la plupart des maladies que le docteur Bertrand voit guérir chaque année. La température de l'eau (45 deg. centigr.) la grande élévation des thermes, plus de trois mille pieds au-dessus du niveau de la mer et le mérite bien connu du docteur Bertrand, sont les seules causes de la réputation du Mont-d'Or.

chaud peut devenir une espèce de supplice, mais il est, comme je l'ai dit, un des plus puissans moyens que je connaisse. Toutefois, pour lui comme pour l'étuve, que le médecin redoute une action trop prolongée, trop réitérée surtout, qui aurait l'inconvénient grave d'affaiblir le malade par des sueurs excessives et d'augmenter souvent ainsi le mal que l'on voulait guérir. J'ai l'habitude d'accompagner toujours au bain les personnes à qui j'en prescris de très-chauds et de passer avec elles les quelques minutes qu'elles peuvent y rester. Je fais de même pour les premières étuves, et souvent je ne conseille ces moyens que de deux jours l'un.

Notre eau thermale n'est pas très-minéralisée. Elle l'est assez cependant pour qu'employée en bains tièdes, elle puisse souvent stimuler violemment et la peau et l'économie toute entière. Les faits suivans en sont la preuve.

Deuxième Observation.

Madame de R. vint, en 1828, passer l'été à Plombières. Elle était affectée d'une gastrite chronique grave. Elle espérait la combattre avantageusement à l'aide de nos eaux, mais le premier bain, quoique tiède et fort court, développa chez madame de R. une éruption miliaire générale. Pendant son séjour à Plombières, je lui fis prendre plusieurs fois des bains de jambes tièdes, de notre eau thermale et à son insu. Chaque fois les jambes de cette dame devinrent presqu'érysipilateuses, tandis que les bains de jambe ordinaires et à la même température ne produisirent jamais cet effet. Madame de R. quitta Plombières entièrement rétablie, mais sans le secours de nos eaux qui avaient eu sur elle une action si puissante, si rare et si remarquable.

Troisième Observation.

Madame de...., d'un tempérament lymphatique sanguin, âgée de 45 ans environ, prit pendant six semaines, en 1833, de nos bains à 26 degrés Réaumur, pour combattre à leur aide une gastro-duodéno-hépatite chronique. Chaque cinq ou six jours elle était obligée de les interrompre. Sa peau devenait toute érysipilateuse.

C'est aux substances alcalines qui minéralisent nos eaux que ces faits doivent être attribués, c'est à elles aussi, comme nous l'avons déjà démontré, que sont dues en grande partie les cures si nombreuses que nous obtenons ici. C'est à elles encore que nous devons attribuer la poussée ou gale des eaux qui, après douze ou quinze bains tièdes, attaque le quart environ de nos baigneurs ; mais disons, avant de terminer ce chapitre, quels sont les effets du bain tiède et comment il est modifié par les substances qui minéralisent nos eaux.

Le bain tempéré a beaucoup plus de puissance

que ne se l'imaginent la plupart des médecins modernes. Selon eux, l'effet en est peu marqué, très-difficile à caractériser ; ce n'est qu'un moyen hygiénique, et cependant il était pour les anciens la principale ressource contre les maladies chroniques. Au moyen âge il jouissait encore de la plus grande réputation. Aussi Bavonarole disait-il « *Balneum quidem angustiam pororum aperit et materiam eo evacuandam evacuat. Evacuat enim totum corpus mediante cute.* » Et Prosper Alpin nous racontait, dans sa Médecine égyptienne, que le bain a la propriété de changer les tempéramens bilieux en sanguins, et les sanguins en pituiteux.

Dans le siècle dernier, le docteur Pome obtint de bains tièdes prolongés pendant dix, douze ou quinze heures, la guérison d'une foule de maladies chroniques regardées comme incurables.

Cette action du bain tiède prolongé ne peut être due qu'à l'absorption de l'eau par la peau et à son mélange au sang. Elle est toute sédative, comme l'ont prouvé les belles expériences de M. Magendie. En injectant deux livres d'eau à trente degrés Réaumur dans une veine du bras, il fit, en moins de vingt minutes, tomber le pouls de cent cinquante à quatre-vingts pulsations, et il calma un délire grave qui avait tous les caractères du délire hydrophobique.

Cette action de l'eau unie à la masse du sang se

conçoit facilement aujourd'hui. Mêlée à un sang trop acide et partant trop coagulable, elle le fluidifie et le rend moins propre à occasionner ou à entretenir des congestions morbides. Elle met ainsi l'économie dans des circonstances favorables pour rendre aux organes acides la puissance sécrétoire qu'ils avaient perdue, pour rétablir l'équilibre entre les deux électricités.

Si maintenant cette eau est alcaline comme la nôtre, on comprend combien elle augmente la faculté absorbante de la peau, et on comprend aussi, pour peu que l'on soit initié aux sciences physiques et chimiques, qu'elle agisse tout à la fois comme tonique de tout le système acide du corps, en même temps qu'elle puisse produire une véritable sédation par l'équilibre qu'elle rétablit dans les deux fluides nerveux et dans les deux électricités de l'organisation.

C'est ainsi que la théorie explique d'une manière complète ce phénomène que j'avais déjà signalé dans les précédentes éditions de cet ouvrage; savoir : que notre eau thermale peut agir tout à la fois à la manière des sédatifs et des toniques; phénomène que l'expérience enseignait, mais dont la science ne pouvait rendre compte.

Plus donc le bain tiède sera prolongé, plus l'absorption de l'eau sera considérable, plus les effets du bain seront marqués. L'expérience l'avait appris aux anciens. A la fin du moyen âge on prenait encore des bains d'une grande durée.

Fabrice de Hilden (*Epistola ad Croquerum*, p. 660), après nous avoir décrit l'horrible situation de Pfeffers et l'établissement de deux hôpitaux où, en plein midi, on était obligé de se servir de lumières, à cause de la grande quantité de vapeurs, ajoute : « *Hinc evenit ut multi, dies noctesque thermis non egrediantur, sed cibum simul et somnum in his capiant, ditiores id propter voluptatem quam ex ipsis thermis percipiunt, pauperes autem, propter penuriam hospitii faciunt.* » De sorte qu'à Pfeffers, au seizième siècle, les riches et les pauvres passaient les jours et les nuits dans l'eau.

De nos jours même, l'usage des bains prolongés s'est conservé dans quelques thermes. A Baden, en Suisse, à Schintznach, et surtout à Louesche, on se baigne habituellement encore de cinq à douze heures par jour. Enfin, au rapport de Berthemin, au dix-septième siècle, les Allemands qui fréquentaient beaucoup Plombières, s'y baignaient, la plupart, depuis le matin jusqu'au soir. « Ils y grenouillaient, dit l'auteur, y faisaient même apporter leur soupe quand ils se sentaient faibles. »

C'est en grande partie, sans doute, à cette absorption de l'eau par la peau pendant la durée du bain tiède, qu'est due l'augmentation si remarquable alors de la sécrétion de l'urine.

Dans le cours de cet ouvrage on verra les effets que j'ai obtenus de nos bains tièdes plus ou moins prolongés, et je dirai alors dans quelles circonstances ils me paraissent devoir être prescrits : je me bornerai ici, en terminant ce chapitre et pour montrer l'extrême attention que le médecin doit apporter dans la fixation du degré du bain, à rapporter le fait suivant.

Quatrième Observation.

Madame de R., des environs de Metz, me fut adressée, en 1834, par mon ami M. le docteur Mareschal fils, pour achever la cure d'une subinflammation de l'utérus avec léger abaissement de cet organe. Cette jeune dame était d'un tempérament très-nerveux, et elle était venue à Plombières malgré elle et par pure soumission aux prescriptions doctorales.

Je lui prescrivis d'abord des bains de trois quarts d'heure de durée et à 24 degrés Réaumur. Ces bains la mirent dans une agitation extrême : elle pleurait convulsivement; elle avait de violens spasmes ; elle maudissait Plombières. Après cinq ou six bains à cette température, je crus devoir les prescrire à 23 degrés seulement, et dès-lors ils produisirent tout l'effet désiré.

Les accidens nerveux disparurent, ainsi que la tristesse qu'ils occasionnaient. L'embonpoint fit en peu de jours de remarquables progrès, et madame de R., après trois semaines seulement de séjour à Plombières, le quitta dans un excellent état de santé.

Il est probable que chez cette dame les fonctions de la peau devenaient trop actives dans ses premiers bains, et que l'abaissement de température dans ceux qui les suivirent, quoique fort léger et presqu'insignifiant en apparence, suffit pour rétablir l'équilibre que la maladie avait précédemment rompu.

CHAPITRE IV.

DES DOUCHES ET DU BAIN DE JAMBES.

Chacun sait que la douche consiste en une colonne d'eau plus ou moins grosse, plus ou moins serrée, d'une température plus ou moins élevée, tombant sur telle ou telle partie du corps ou s'introduisant dans les cavités qui peuvent la recevoir, l'anus et le vagin.

De là trois espèces de douches. Les douches descendantes, la douche vaginale et la douche intestinale.

Les douches descendantes se divisent en douches en colonnes serrées, si je puis ainsi dire, en douches en arrosoir et en douches écossaises.

La douche descendante ordinaire n'a pas uniquement pour objet de stimuler la peau, ce à quoi elle est cependant merveilleusement propre, elle agit aussi et souvent avec une énergie puissante sur les organes que la peau recouvre.

Si on la dirige de manière à ce que les secousses qu'elle imprime retentissent surtout dans les organes hypertrophiés, par suite d'une inflammation chronique ; alors elle rend aux veines et aux lymphatiques l'action qu'ils avaient perdue, et en même temps que les fonctions de la peau ordinairement affaiblis dans ces sortes de cas reprennent leur énergie première, l'absorption se rétablit également, les organes alcalins et acides s'équilibrent mieux, et peu de jours suffisent souvent pour détruire des hypertrophies considérables.

Nous aurons dans le cours de cet ouvrage plus d'une occasion de justifier cette loi. Disons toutefois que des douches trop fortes peuvent produire les accidens les plus graves et amener rapidement à l'état cancéreux, les tumeurs que l'on voulait combattre. Je ne saurais recommander au médecin trop de prudence dans la prescription de ce moyen puissant, je ne saurais recommander non plus aux malades trop d'attention à ne pas aller au-delà de ce qui leur aura été prescrit.

Nous avons à Plombières des douches descendantes nombreuses. Il est à regretter souvent qu'elles n'aient pas un volume plus considérable, nous avons des eaux beaucoup plus chaudes que celles d'Aix en Savoie; mieux recueillies quelles ne le sont, nous pourrions avoir des douches qui ne le céderaient en rien à celles si renommées de ce therme.

Il faudrait encore comme à Aix amener les masseurs jusque dans le cabinet de douches. Il faudrait enfin de meilleurs appareils pour que la température de l'eau fut toujours uniforme. Cependant nous devons nous empresser de reconnaître que telles qu'elles sont aujourd'hui, nos douches vaillent beaucoup mieux qu'autrefois.

DE LA DOUCHE ÉCOSSAISE.

La douche écossaise, ou douche alternativement froide et chaude, agit bien moins par sa force d'impulsion que par ses changemens brusques et fréquens de température, lorsqu'en vingt ou trente secondes, elle passe de 20 degrés Réaumur, par exemple, à 30 ou 36, et *vice versa.* Au moment où l'eau froide cesse de couler, la peau tend à réagir contre l'impression qu'elle a produite ; l'eau chaude vient augmenter cette réaction de tout son effet ; et quand revient l'eau froide, elle trouve déjà une peau plus vivante, si je puis ainsi dire, et plus disposée à réagir contre elle. Ces actions et ces réactions ont donc pour effet d'appeler à la peau plus de sang, et de faire produire par conséquent à cet organe, une plus grande quantité d'électricité négative.

Pendant la durée de la douche écossaise, douche que l'on ne connaissait pas avant moi, à

Plombières je fais prendre souvent un bain de jambe de 3o à 32 degrés Réaumur pour empêcher ainsi toute surexcitation cérébrale.

Je ne connais pas de moyen plus capable de fortifier les malades chez lesquels l'affaiblissement de la peau a produit des accidens nerveux, et des troubles plus ou moins graves dans les fonctions des différens organes.

La douche écossaise est un remède précieux que l'on devrait employer souvent dans la pratique habituelle de la médecine.

DE LA DOUCHE INTESTINALE, AUTREMENT DITE DOUCHE ASCENDANTE.

Il est rare que cette douche produise à Plombières des accidens hémorrhoïdaux. On le conçoit quand on sait que le rectum est un organe alcalin, et que nos eaux en activant surtout les fonctions des organes acides, s'opposent aux tensions morbides des organes alcalins par suite de l'accumulation sur eux, d'une trop grande quantité d'électricité positive. Il faut donc, pour que la douche ascendante produise ici un flux hémorrhoïdal, que le malade y soit naturellement très-disposé ; mais cette douche, traversant le rectum, va remplir et distendre le colon, provoquer l'évacuation des matières alvines qu'il renferme, provoquer aussi une sécrétion plus abondante de substances acides à la surface de sa muqueuse. Enfin cette douche, en dilatant l'intestin et en le mettant ainsi en contact avec tous les organes qui l'environnent, provoque une multitude de phénomènes électriques, dus à l'électricité par influence, qui contribuent souvent beaucoup à ramener à l'état normal les organes digestifs et leurs annexes. Mais cette douche ne doit jamais être prescrite tant que le médecin ne s'est pas assuré que le rectum et le colon de son malade pouvaient en supporter l'action.

DE LA DOUCHE VAGINALE.

Les maladies de la matrice et de ses dépendances sont encore bien peu connues, et nous en avons la preuve dans la désespérante lenteur que nous mettons à les guérir. Ce ne sont pas de ces inflammations pures et simples, que la saignée et la diète et que la nature aussi suffisent à guérir promptement.

Si cela était, les savans mémoires que mon ami M. le docteur Treille a publiés il y a long-temps déjà, sur cette matière, n'auraient rien laissé à désirer, et cependant empressons-nous de dire que rien de plus sage ni de plus complet n'a été écrit jusqu'à présent sur ces affections si communes et souvent si graves (1).

(1) L'une de nos plus grandes illustrations chirurgicales, M. le docteur Lisfranc a depuis long-temps adopté, pour base du traitement des métrites chroniques, une sage expectative et quand il croit devoir seconder la nature, c'est de manière à ne pas en troubler les salutaires efforts.

Mais cela suffit-il? non bien certainement, non, et nous arriverons à une époque où les maladies de matrice beaucoup moins fréquentes, disparaîtront en quelques jours quand nous aurons bien constaté leur nature, quand nous saurons bien à quel trouble des sécrétions elles doivent leur naissance.

Le vagin, les ovaires et très-probablement la matrice sont des organes alcalins doués de l'électricité positive. Au moment où ils ont le plus d'énergie, à l'époque où la nature a voulu qu'ils fonctionnassent dans l'intérêt de l'espèce, alors enfin qu'ils jettent dans l'économie une quantité considérable d'électricité positive, il y aurait de graves désordres si cette électricité ne pouvait se neutraliser nulle part. Mais le sein de la femme alors, organe acide comme la peau, se développe en même raison que les fonctions génitales, et lorsque celles-ci sont remplies, la sécrétion du lait vient en aide à l'organisation et maintient l'équilibre.

Mais quand le but de la nature n'est point rempli, quand le sein reste un organe inutile, faut-il s'étonner si l'électricité positive s'accumule alors sur les organes génitaux, y produit une tension douloureuse et par suite les plus graves désordres?

C'est contre eux qu'est dirigée notre douche vaginale. Ce moyen est presque toujours ordonné, alors et cependant la science est encore muette sur les effets qu'il doit produire. Il réussit aux unes, il nuit aux autres, sans que l'on puisse à l'avance préciser ses effets. Aussi faut-il au médecin des eaux une grande prudence dans la prescription de ce moyen, que l'on devra toujours entourer de toutes les précautions nécessaires, pour s'assurer de son plus ou moins d'opportunité.

J'ai vu cette douche maniée par des mains inhabiles, devenir la cause de graves accidens, je l'ai vu aussi hâter le rétablissement des malades. C'est un des cas nombreux où nous pouvons nous écrier avec Hypocrate, *ars longa judicium difficile.*

DU BAIN DE JAMBES.

Souvent, pendant la douche ou l'étuve, on est forcé de faire prendre des bains de jambes pour éviter les congestions cérébrales. Alors aussi on est obligé de mouiller d'eau fraîche la tête des malades. Il est donc utile de rappeler que les bains de jambes très-chauds, loin de produire une dérivation au profit du cerveau, le surexcite violemment au contraire, chez les personnes nerveuses surtout.

Depuis bien long-temps j'ai banni de ma pratique *habituelle*, les pédiluves brûlans et courts, et je n'ai qu'à m'en applaudir.

CHAPITRE V.

DE L'EAU THERMALE DE PLOMBIÈRES, EN BOISSON.

Pour expliquer le mode d'action de l'eau thermale, appliqué sur la peau, nous avons été obligés de décrire longuement les fonctions de ce vaste organe. La même nécessité se présente pour l'estomac, si nous voulons apprécier le mode d'action de notre eau thermale prise en boisson.

Nous avons vu tout à l'heure les physiologistes impuissans à expliquer les fonctions de la peau; ils n'ont pas été plus heureux dans les efforts qu'ils ont faits pour se rendre compte des fonctions du tube digestif.

Depuis les expériences ingénieuses de Réaumur et de Spallanzani, qui avaient prouvé l'éxistence du suc gastrique et sa propriété de dissoudre les alimens et d'opérer même hors de l'estomac une digestion artificielle, à l'aide d'une température convenable, la science n'avait pas fait de progrès réels et même on pourrait l'accuser d'avoir fait des pas rétrogrades, si dans ces derniers temps nous n'avions pas eu les beaux travaux de Gmelin et Tiedman, travaux provoqués par l'ins-

titut et mal appréciés cependant par cette illus-
lustre société (1).

Ces savans ont prouvé que chez tous les ani-
maux vertébrés les alimens mis en contact avec
l'estomac, obligeaient ce viscère à sécréter un suc
d'autant plus abondant et plus acide qu'ils étaient
eux-mêmes, et en plus grande masse et plus stimulans; que ce suc avait la propriété de dissoudre les alimens et de les réduire en chyme, et
que ce chyme, malgré son mélange avec la bile
et le suc pencréatique, conservait souvent son
acidité dans toute la longueur du tube intestinal.
Ils ont prouvé aussi que hors de la présence des
alimens, quand l'estomac n'était plus stimulé par
eux, le liquide qui baignait sa membrane muqueuse, était neutre ou à peu près complètement
neutre, mais ils n'ont pas su à quoi attribuer cette
faculté qu'avait l'estomac de sécréter des sucs tantôt acides et tantôt neutres; ils ne voyaient pas
l'économie d'assez haut, ils ont préparé les pierres
de l'édifice, ils n'ont pas su le construire. Mon
frère, toujours guidé par le flambeau des doctrines électro chimiques, a montré comment l'estomac, organe acide de même que la peau, et par
conséquent organe négatif comme elle, dès qu'il
était distendu par les alimens et rapproché ainsi

____

(1) Recherches expérimentales physiologiques et chimiques sur la
digestion, etc., par Tiedman et Gmelin. Paris, Baillère, 1827.

du foie et de la rate, organes positifs, s'électrisait par influence, laissait écouler le long de ses nerfs le fluide positif, qui neutralisait auparavant son fluide négatif et séparait du sang qui baignait son tissu, les substances négatives, comme lui pour les repousser, en faire la matière de sa sécrétion, tandis que pour se nourrir, il s'assimilait les principes positifs en vertu de cette loi qui veut qu'une électricité attire toujours à elle l'électricité contraire.

Dès-lors on conçoit et le rôle, jusqu'ici ignoré de la rate, et une partie de celui du foie. On comprend cette admirable prévoyance de la nature qui n'a pas voulu que l'estomac, dans l'état de vacuité, sécrétât des sucs acides qui auraient corrodé sa membrane que les acides peuvent dissoudre. On comprend aussi comment la muqueuse intestinale peut séparer du chyme un liquide alcalin, le chyle, dont par conséquent l'électricité est opposée à la sienne. On comprend que la salive, la bile et le suc pencréatique aient pour fonction principale, de fournir au chyme les substances alcalines, qui doivent plus tard se retrouver dans le chyle, substances qui ont encore pour fonction de stimuler la muqueuse gastro intestinale, en y faisant un plus puissant appel de l'électricité de nom contraire. Maintenant aussi on peut comprendre le fait remarqué déja par Hypocrate, mais inexpliqué jusqu'à ce jour, que *l'aliment fortifie, puis est assimilé.* Il fortifie dès qu'il touche aux parois de l'estomac, parce que indépendamment de son contact qui est déja une cause puissante du développement de l'électricité négative, en rapprochant l'estomac de la rate et du foie, ces différens organes s'électrisent mutuellement par influence, et fournissent ainsi à l'économie les fluides électriques ou nerveux qui commençaient à lui manquer.

Lors donc que notre eau thermale vient à la température de 38 à 42 degrés Réaumur, distendre l'estomac, elle doit agir nécessairement sur lui comme le ferait l'aliment, développer son électricité négative, et par suite de son simple contact, et par suite aussi de son alcalinité et du rapprochement qu'elle occasionne entre les parois de l'estomac, la rate et le foie. Il y a donc, dans le même moment, production nouvelle des deux électricités, augmentation des forces de l'économie. Il y a aussi une absorption plus puissante des matières contenues dans le reste du tube intestinal, absorption provoquée tout à la fois par la stimulation d'une eau chaude et alcaline, et par la sécrétion d'une quantité plus considérable de bile et de suc pancréatique. N'oublions pas de remarquer ici que cette absorption a pu être augmentée déjà par l'action de l'eau prise en bains. Car ainsi que mon frère l'a encore démontré, toutes les fois qu'un organe acide un peu important, et la peau l'est beaucoup, reçoit une forte stimulation, tout le reste de l'appareil acide du corps la partage. C'est à cela sans doute que nous devons attribuer la grande quantité d'urine que sécrètent nos malades. Les reins, organes éminemment acides aussi, et à l'égard desquels les capsules urénales remplissent probablement des fonctions analogues à celles de la rate et du foie sur l'estomac, les reins partagent la tension de la peau et du tube intestinal, leur sécrétion devient plus abondante et plus acide.

On voit donc que notre eau thermale en boisson, peut exercer sur l'économie une grande influence, mais parce la même, il ne faut la prescrire qu'à propos. Elle peut faire beaucoup de bien, et elle peut faire aussi beaucoup de mal.

Alors que la peau et le tube intestinal sont affaiblis, alors que le tube intestinal ne réagit plus avec assez d'énergie sur le bol alimentaire, l'eau du Crucifix, et mieux encore celle du bain des Dames, doivent être prescrites en boisson. On pourra, à leur aide, hâter beaucoup le rétablissement du malade, et faire disparaître souvent des accidens qui simulaient une inflammation profonde des voies gastriques, et qui étaient dus au contraire à un état tout opposé.

Mais si les voies digestives étaient surexcitées, si elles étaient le théâtre habituel d'une *tension* trop grande, notre eau thermale en boisson pourrait devenir funeste. Alors, tandis qu'il faudrait peut-être stimuler médiocrement la peau par des bains et des douches , il faudrait aussi prescrire des boissons acidules , et un régime dont on écarterait avec soin tous les stimulans de cet état morbide.

Avant de terminer ce chapitre, je dois faire observer encore que la boisson de notre eau thermale peut devenir dangereuse aux personnes chez lesquelles les sécréteurs acides n'ont pas fonctionné depuis long-temps avec assez d'énergie, et chez lesquelles, par conséquent il y a, dans le torrent de la circulation, une quantité d'acides trop considérable. Ces personnes ont alors le sang très-élastique; elles sont très-disposées aux congestions organiques et une stimulation trop vive des organes abdominaux, pourrait en produire de très-graves. Avant donc de prescrire la boisson de nos eaux, étudions avec soin l'état des sécrétions de nos malades, et nous pourrons alors, mais seulement alors, leur donner des avis que la science avouera, et dont la pratique confirmera l'utilité.

CHAPITRE VI.

DE L'EAU SAVONNEUSE ET DE L'EAU FERRUGINEUSE EN BOISSON.

EAU DITE SAVONNEUSE.

De tout temps on a mêlé l'eau savonneuse à l'eau thermo-minérale pour abaisser la température de cette dernière, lorsqu'on l'emploie en bains ou en douches. On ne pourrait, sous ce rapport, que lui attribuer des propriétés négatives, si l'on ne savait qu'à raison de sa composition chimique, elle peut produire une excitation salutaire; je m'en suis quelquefois avantageusement servi en l'employant en bains et en douches, sans mélange d'eau thermale. Elle agissait alors de la même manière que le bain froid, comme tonique ou antiphlogistique, suivant sa durée; mais son effet tonique était légèrement accru par sa minéralisation.

Un grand nombre de malades en font usage en boisson; pour la digérer sans peine, il est souvent nécessaire de la mélanger avec un sirop qui en relève la saveur, car cette eau est naturellement fade, ce qu'elle doit autant à sa composition chimique, qu'à sa température; elle devient ainsi une excellente tisane pour la cure de beaucoup d'inflammation des reins et de la vessie; elle aide la sortie des *graviers* que contient trop souvent ce dernier organe; par ses sels alcalins elle active la sécrétion de l'acide urique, s'oppose ainsi à la précipitation des phosphates de chaux et ammoniaco magnésiens, en même temps qu'en étendant l'urine, elle diminue l'action trop excitante que ce liquide exerce souvent sur la muqueuse vésicale.

L'eau savonneuse en boisson peut hâter beaucoup aussi la guérison des gastrites, chez les malades habitués à une nourriture et à des boissons stimulantes, qui suivent ici un régime doux, et remplacent par l'eau savonneuse le vin, le café et les liqueurs dont ils faisaient usage. Cependant je ne la conseille, dans ce cas, qu'aux personnes qui veulent absolument boire de l'eau minérale, et auxquelles l'eau thermale ou l'eau ferrugineuse ne pourraient point convenir, administrées sous cette forme.

EAU FERRUGINEUSE.

L'eau ferrugineuse de Plombières ne s'emploie guère qu'en boisson. C'est un excellent tonique qui convient parfaitement dans les cas de débilité de l'estomac.

Lorsqu'une croissance trop rapide, une habitation humide et sombre, une vie trop sédentaire, ou d'autres causes produisant les mêmes mauvais effets, ont laissé l'économie dans un tel état de faiblesse que la menstruation ne peut s'établir chez les jeunes personnes, notre eau ferrugineuse pourra rétablir l'équilibre et amener les plus heureux résultats. Un régime doux, l'air pur et léger de nos montagnes la seconderont puissamment en favorisant le rétablissement des fonctions du tube intestinal et de la peau. Mais avant de conseiller l'eau ferrugineuse, examinons avec attention l'état des viscères, ne négligeons pas non plus l'examen si important dans ce cas des organes de la circulation, et en prescrivant à nos malades un exercice inaccoutumé, prémunissons-les soigneusement contre le danger d'un exercice trop violent d'abord, qui pourrait occasionner des désordres irréparables.

CHAPITRE VII.

DES VENTOUSES ET DU MASSAGE.

LES VENTOUSES SCARIFIÉES ET SÈCHES.

Les ventouses sont un des remèdes les plus anciennement connus, et l'un de ceux qui étaient au moyen âge, le plus employés aux eaux thermales. Il paraît qu'à Plombières, au siècle dernier encore, on regardait leur application comme le complément nécessaire du traitement de nos eaux, et que tous les baigneurs s'y faisaient ventouser, au moins une fois, pendant leur séjour. C'était abuser d'un excellent moyen, et cet abus avait fini par le mettre dans un discrédit tel, qu'à mon arrivée à Plombières, on ne connaissait plus les ventouses que de nom. J'ai contribué beaucoup à les remettre en honneur, et je dois avouer ici que je leur dois un grand nombre de guérisons remarquables. Dans les inflammations chroniques, alors que de fréquentes applications de sangsues ne peuvent être supportées par les malades, on peut prescrire sans crainte les ventouses scarifiées dont on modère, à volonté, l'écoulement. Elles ont sur les sangsues le grand avantage de ne point affaiblir autant les malades, et celui surtout de produire sur leur peau une puissante dérivation. En rendant à cet organe l'énergie qui lui manquait, elles peuvent détruire promptement ainsi une maladie aux apparences les plus graves et les plus rebelles.

C'est de cette manière seulement qu'agissent les ventouses sèches, et cela ne doit pas empêcher les praticiens de les compter au nombre des meilleurs et des plus puissans remèdes.

Cinquième Observation.

Madame V. de Plombières, avait depuis long-temps la santé la plus délabrée. Enceinte, elle avait eu pendant tout le cours de sa grossesse, une ascite et une anasarque. Trois jours après ses couches, elle se leva et marcha sans chaussure sur un pavé humide et froid, et elle eut à l'instant même une hémiplégie complète.

L'état de son pouls, tous ses précédens ne me permettaient pas de recourir à la saignée générale. Je lui couvris les cuisses et les jambes de ventouses sèches, et en une demi-heure, la compression cérébrale et les accidens qu'elle avait produits, avaient entièrement cessé.

A côté de cette preuve remarquable de la puissante action des ventouses sèches, je pourrais en citer une foule d'autres et les montrer surtout comme le moyen le plus prompt de faire cesser instantanément d'atroces douleurs abdominales, qu'elles soient dues à une affection du tube digestif ou de ses annexes.

Je pourrais dire aussi que les ventouses sont encore un des remèdes le plus en vogue chez les Allemands, et que tout paysan russe sait en appliquer au besoin, en se servant pour cela des pots de terre ou de fonte qui meublent sa chaumière, mais ne nous écartons pas trop de notre sujet.

DU MASSAGE.

Le massage, si bien apprécié par les Orientaux qu'il est tombé chez eux dans le domaine de l'hygiène publique, est à peine connu en

France, et cependant son action est des plus fortes, son influence des plus heureuses.

Bien plus puissant que les simples frictions, il peut donner à la peau la plus grande énergie. A son aide on guérit une foule d'irritations chroniques du tube intestinal, à son aide aussi on peut se débarrasser de rhumatismes anciens. Beaucoup d'asthmatiques lui devront de longs relâches à leurs maux. Les personnes qui ont une grande tendance à l'apoplexie, lui devront un soulagement plus réel qu'aux saignées dont on est si porté, dans ce cas, à abuser. Les vieillards enfin lui devront de prolonger souvent beaucoup leur vie (1). C'est au massage et aux étuves suivies de bain froid que les Russes de toutes les classes prennent chaque semaine, par suite de leurs idées religieuses, c'est à ces moyens surtout qu'ils doivent, de compter un si grand nombre de vieillards vieux comme les patriarches.

Le massage fixera bientôt l'attention du monde médical en France, et bientôt aussi on le rangera au nombre des remèdes les plus utiles. J'ai habitué à masser, plusieurs individus des deux sexes que j'ai choisis jeunes et forts, et je puis dire que cet utile moyen a rendu déjà de grands services à beaucoup de mes malades, sans nuire à aucun.

(1) M. Molteno, rue St.-Lazard, n.º 20, est le plus habile masseur que je connaisse. Il a eu l'obligeance de masser devant moi plusieurs des malades de sa maison de santé. Je crois devoir recommander son établissement et sa personne à mes confrères de la capitale.

CHAPITRE VIII.

MALADIE DE LA PEAU. ATONIE DE CETTE MEMBRANE.

D'après ce que j'ai dit au commencement de cet ouvrage, on conçoit que les maladies de peau, quelles soient primitives ou sympathiques, doivent se diviser en deux grandes classes. La première renfermera les maladies produites par l'affaiblissement de la fonction sécrétoire de la peau, la seconde renfermera, au contraire, celles qui seront le résultat de l'accroissement éxagéré, et plus ou moins étendu de cette fonction.

Et ces deux classes, pour ne pas embrasser presque toutes nos maladies, auront besoin d'être arbitrairement bornées, car la plupart de nos maux reconnaissent pour principale cause, des modifications apportées par les agens extérieurs dans les fonctions de la membrane qui nous enveloppe.

ATONIE DE LA PEAU.

Lorsque la peau péche par faiblesse, lorsque ses sécrétions sont diminuées, quelle se décolore, quelle se refroidit, et qu'indépendamment du trouble habituellement grave qui résulte pour l'économie toute entière d'une production trop peu considérable d'électricité négative, le sang trop acide, trop coagulable circule avec plus de lenteur à travers des organes affaiblis, exposés à des concentrations morbides contre lesquelles ils sont sans force de réaction; alors nos eaux peuvent produire d'admirables effets.

Cet affaiblissement des fonctions de la peau est dû pour l'ordinaire à l'influence d'habitations humides et obscures, au défaut d'exercice, à une croissance trop rapide, *à l'hérédité*, à des passions tristes, ou à d'autres causes agissant de la même manière. Et l'on comprend que je n'entends point, m'occuper ici de la faiblesse de la peau, due à des concentrations morbides, sur d'autres organes, parce qu'alors elle n'est que le symptôme d'une autre maladie. Lors donc que cette atonie est idiopathique sous son empire, la peau se décolore et se refroidit. Elle ne produit plus qu'en quantité insuffisante l'électricité négative dont elle est la source principale. Alors le sang peut acquérir une plasticité funeste, les muscles sont sans énergie. Le tissu cellulaire, les os, les poumons et les membranes séreuses peuvent devenir le théâtre des plus fâcheux accidens; alors aussi peuvent apparaître des névroses très-douloureuses, toutes les fonctions se font mal, la vie est incessamment menacée.

Dans ce cas nos bains très-chauds mais courts, des douches fortes, mais peu prolongées, des douches écossaises surtout, l'éxercice sur nos montagnes, le massage, les ventouses sèches, l'eau thermale en boisson et un régime doux et analeptique, approprié à la faiblesse générale, rétablissent bientot l'équilibre et guérissent des malades que l'on croyait désespérés.

Sixième Observation.

Je fus consulté, en 1823, par M. le capitaine Og., de Fougeroles. Ce malade avait alors les jambes et les bras œdématiés. Des ulcères scrofuleux avaient envahi les jambes: on en retrouvait de semblables au col et sur les mains; mais ceux de la main droite avait déjà détruit, en partie, la seconde phalange du pouce et altéré la seconde phalange du médius. Le troisième os du métacarpe était partagé en deux, ce que l'on reconnaissait facilement à l'aide de la sonde. Le quatrième os du même métacarpe était presque aussi malade; jusqu'alors tous les remèdes avaient été inutiles, et le dernier médecin consulté par M. Og. s'était prononcé pour l'amputation du poignet; elle paraissait en effet inévitable.

En remontant aux causes qui avaient déterminé cette maladie si grave, je ne pus pas en reconnaître d'autre que le défaut de vitalité de la peau amené par l'habitation d'un pays froid et humide, surtout si on le compare à l'Espagne, où M. Og. avait fait long-temps la guerre. Ce défaut de vitalité de la peau me parut aussi produit par le passage d'une vie très-active à une vie très-sédentaire: sous l'influence de ces causes, qui chez beaucoup d'individus auraient produit de violens accès de goutte, le tissu cellulaire de notre malade s'entreprit et agissant avec énergie sur un sang trop acide, il s'enflamma d'autant plus qu'une nourriture abondante venait ajouter à tous ces désordres.

Le tube digestif était légèrement irrité, ce qui était dû autant au chagrin que causait la maladie, qu'aux sympathies morbides exercées par les nombreuses ulcérations dont j'ai parlé.

Un régime doux, des applications modérées de sangsues et de ventouses scarifiées autour des ulcérations, des cataplasmes émolliens, avaient amélioré la position de M. Og., mais il était loin d'être guéri; sa guérison même pouvait paraître encore très-problématique. Je le fis venir à Plombières pour y prendre les eaux.

D'abord j'ajoutais à nos bains de la farine de lin; et je ne les lui fis prendre que tièdes. Bientôt il put les supporter sans addition de mucilage et plus chauds; alors je leur adjoignis des douches générales, puis enfin des étuves, et en quarante-un jours M. Og. vit terminer une maladie qui pouvait paraître au-dessus de toute ressource. Sa guérison date de près de cinq années, elle est parfaite depuis cette époque; les fonctions de la peau rétablies se sont soutenues à l'aide d'un exercice suffisant et d'un régime sain.

Un an après l'époque où je publiai cette observation, je fis voir ce malade à mon ami, M. le Dr Champion, de Bar-le-Duc, qui reconnut à chacune des cicatrices toutes les ulcérations dont j'ai parlé. Le capitaine Og. succomba, en 1829, à une cardite chronique. Cette dernière maladie reconnaissait les mêmes causes que la première affection, et si à son début, au lieu de l'attaquer surtout par les saignées générales et locales, et par une diète sévère, je l'avais combattue dans sa cause, si j'avais rétabli les sécrétions languissantes de la peau, j'aurais probablement pu sauver une seconde fois ce malade, mais la science alors n'avait pas les ressources qu'elle possède aujourd'hui.

Septième Observation.

Mlle L., d'une famille qui compte quelques scrophuleux, du reste bien développée, grande, forte, aux cheveux châtains, mais à la peau blanche et aux yeux largement fendus, fut affectée en 1830, d'engorgemens scrophuleux du col et de la région parotidiène gauche, à la suite d'un refroidissement. On employa contre cette affection tous les moyens alors indiqués, et cependant on ne put empêcher ces tumeurs de s'abcéder. On attendait inutilement depuis plusieurs mois la ci- catrisation des ulcères qui les avaient remplacés, lorsque je prescrivis des douches écossaises. En moins de trois semaines j'obtins, à leur aide, la guérison complète de cette dégoûtante infirmité. Mlle L. s'est mariée depuis, et elle a un enfant qui jusqu'ici, n'a eu aucun accident de la même nature que ceux dont j'ai guéri sa mère.

Je pourrais facilement multiplier les observations de ce genre, mais celles-là suffisent, je le pense, pour montrer combien dans les affections scrophuleuses, dues à l'inertie de la peau, nos eaux peuvent avoir de puissance.

La plupart des autres accidens scrophuleux, étant dus à l'affaiblissement des sécrétions cutanées, ce serait peut-être dans ce chapitre que je devrais les placer; mais comme ils peuvent aussi reconnaître, quoique rarement, d'autres causes, telles que des affections intestinales, ou des contusions et comme du reste, en les réunissant aux maladies de la peau, je m'écarterais trop des idées actuellement reçues, ce sera dans un chapitre à part, que nous examinerons les ressources qu'offrent alors nos eaux minérales.

CHAPITRE IX.

AFFECTIONS INFLAMMATOIRES DE LA PEAU.

La peau est exposée à une foule d'affections souvent très-difficiles à détruire : les plus communes sont les dartres, l'érysipèle. Ces maladies, toutes inflammatoires, peuvent être avantageusement traitées à Plombières, et trouver dans nos eaux une heureuse et puissante médication.

Mais le médecin devra étudier d'abord en quoi ces maladies auront pu modifier les fonctions de la peau. Sans cette étude préliminaire, il ne pourrait faire qu'une médecine empirique, ce ne serait que par hasard qu'il guérirait son malade. Et ce ne sera pas aux fonctions de la peau qu'il bornera son étude. Il devra rechercher avec soin, les liaisons sympathiques qui peuvent exister entre ces affections et les organes internes. Il y a une foule de maladies de peau, qu'il est dangereux de guérir. Elles sont souvent des crises heureuses qu'il faut savoir respecter. Quand on est décidé à les guérir, si d'autres organes que la peau ont été primitivement malades, on les surveillera avec l'attention la plus soutenue, et pour l'ordinaire on procédera avec lenteur dans les modifications à apporter à la sensibilité du système dermoïde. On aura recours d'abord aux bains tièdes et prolongés et des deplétions sanguines seront bien souvent indispensables. Alors aussi on devra prescrire un régime d'autant plus sévère, que la maladie sera plus opiniâtre et plus étendue, et cependant on craindra, en affaiblissant trop le malade, d'oecasionner des désordres plus graves souvent que ceux que l'on avait à prévenir.

Un exercice soutenu et proportionné aux forces est alors de rigueur. Rien mieux que l'exercice ne seconde aussi bien les moyens médicaux lorsqu'il s'agit de rétablir dans les sécrétions, l'équilibre rompu sous l'influence d'une maladie chronique.

Enfin lorsque les principaux accidens sont diminués, ou ont disparu, ou bien lorsque l'on n'a pas à redouter de métastases funestes par la guérison trop prompte de l'affection cutanée, les bains plus chauds auxquels on peut ajouter souvent alors des chlorures ou des sulfures alcalins, les douches chaudes, et les douches écossaises viennent avec nos étuves offrir une série de moyens puissans pour completer la cure.

Si les maladies inflammatoires de la peau dont nous nous occupons ici, et que l'on vient guérir à Plombières sont dues à une cause externe, telle que l'insolation, l'impression subite du froid, le con-

tact de tissus rudes ou sales, etc. Alors à moins
de contre-indications fournies par le tempérament du malade, on pourra prescrire beaucoup
plus vite les bains chauds, les douches et les étuves. Contre ces maladies la boisson de l'eau thermale est souvent aussi un précieux moyen.

Mais il ne suffit pas dans le traitement de ces
affections de les faire momentanément disparaître. Il ne faut pas que les malades guéris en apparence, en quittant les eaux, retrouvent chez
eux toutes leurs infirmités; il faut les armer contre les récidives long-temps à craindre dans ces
cas, et on ne peut le faire et on ne peut donner
d'utiles avis au malade, qu'alors que l'on a suivi
l'un des plus importans préceptes que j'ai exposés
au commencement de ce chapitre, qu'alors que l'on
est parvenu à reconnaître les lésions de sécrétions
qui occasionnaient, qui entretenaient la maladie.

Huitième Observation.

Marguerite, pauvre fille de la commune des
Granges de Plombières, âgée de 21 ans, régulièrement développée, d'un tempérament lymphatique, avait, depuis plusieurs années, une dartre
pustuleuse, qui lui couvrait la face, et la rendait
un objet de dégoût pour ceux qui l'entouraient.
Cette dartre ne paraissait pas réagir sur le tube
intestinal; elle ne faisait pas maigrir la malade,
mais cependant elle exerçait sur elle assez d'in-

fluence pour s'opposer au développement de la menstruation. Entrée dans ma maison de secours, je prescrivis d'abord des applications de sangsues au pourtour de la dartre, et des cataplasmes émolliens pour la recouvrir; j'eus recours aussi aux saignées générales. A ces moyens, j'ajoutai l'usage de demi-bains chauds de notre eau thermale, ainsi que des pédiluves, des bains de vapeurs sur les parties inférieures du bassin, des douches sur les jambes et les cuisses, et des vésicatoires à leur partie interne; plus tard, je remplaçai, par des linimens légèrement astringens, les cataplasmes de graine de lin, et je prescrivis notre eau ferrugineuse en boisson. Sous l'empire de ce traitement, la dartre disparut en trois mois, et bientôt après les règles s'établirent. La guérison de cette jeune fille date maintenant de plus de dix années.

Neuvième Observation.

Mme ***, de Plombières, âgée de 28 ans, régulièrement développée, d'une tempérament lymphatique nerveux, bien réglée, mais exposée à de fréquentes migraines, déterminées chez elle par une irritabilité trop vive du tube digestif, irritabilité entretenue par un régime trop excitant, avait à la fin de l'été, des dartres squammeuses qui envahissaient une partie des épaules et des bras, et que l'on retrouvait encore sur quelques parties de la figure. Consulté pour cette maladie, je prescrivis une saignée du bras, des bains très-tempérés de notre eau thermale, de deux heures de durée chacun, et un régime doux; ces moyens ayant calmé l'irritation morbide de la peau, sans l'avoir fait entièrement disparaître, je fis alors ajouter aux bains du sulfure de potasse; en vingt jours, Madame fut guérie, et sa guérison date de plus de dix ans.

Dixième Observation.

M. M***, régulièrement développé, âgé de vingt-trois ans, d'un tempérament lymphatique, eut recours à mes conseils en 1825, pour le débarrasser de dartres pustuleuses qui avaient envahi tout son corps, à l'exception de la face, des mains et des jambes. Cette maladie, déjà ancienne, avait résisté à tous les remèdes employés contre elle. Je conseillai à M. M*** de rendre nos bains mucilagineux par l'addition de farine de lin, de les prendre frais et longs, et d'enduire les portions les plus malades de sa peau avec un liniment composé de jaune d'œuf, d'huile d'olive et de mucilage. Il aida l'action de ces moyens par un régime très-doux, et par des promenades sur nos mantagnes. En quarante jours, il fut délivré de sa dégoûtante infirmité, et s'il a continué le régime que je lui ai prescrit, si, à chaque changement de saison, il a eu la précaution

de se faire saigner, je ne doute pas que sa guérison né se soit parfaitement soutenue.

Onzième Observation.

M. ***, âgé de vingt-six ans, avait depuis
son enfance des dartres crustacées qui occupaient
habituellement les cuisses et les jambes, et qui
s'étendaient souvent aux avant-bras, aux poi-
gnets, et même à la face. On avait considéré
cette affection comme constitutionnelle, et on
avait craint de la guérir jusqu'à ce que M. ***
vînt à Plombières comme employé du gouvernement. M'ayant consulté sur sa triste position, j'es-
pérai pouvoir au moins l'améliorer beaucoup, et
je fus assez heureux pour tenir plus que je n'a-
vais promis. Des saignées du bras répétées tous
les mois, des bains tièdes de trois heures de durée
tous les jours, des ventouses scarifiées (sur les
doigts on se bornait aux scarifications ; la place
manquait pour appliquer les ventouses) sur toutes
les dartres deux fois par semaine ; plus tard des
douches tièdes sur le tronc et les membres, un
régime doux, la privation absolue de boissons
excitantes, le guérirent complètement dans l'espace de quelques mois, et sa guérison date déjà
de plusieurs années.

Quelquefois, sans aucune altération de tissus et
tous les viscères étant sains, la peau contracte une
disposition à la sueur souvent fort incommode. Cette

sueur est alors inodore et presque pas acide : c'est pour cela qu'elle fatigue peu les malades. Avant de la guérir il faut de bien mûres réflexions, car à la place d'une infirmité peu grave, on pourrait facilement avoir à combattre plus tard ou de violens accès de goutte, ou ce qui serait bien plus redoutable, des accidens apoplectiques.

Douxième Observation.

Monsieur L. de Paris, âgé de soixante ans, d'un tempérament sec, n'ayant aucune lésion viscérale apparente, me consulta, à la fin de l'année 1825, pour le guérir de sueurs nocturnes excessives, qui sans cause connue, le tourmentaient depuis près d'un an. Ces sueurs étaient telles que M. L***, couvert d'un seul drap, mouillait complètement chaque nuit un épais matelas. Des bains chauds et des douches générales le guérirent en trente jours de cette pénible infirmité. Depuis M. L., a pendant long-temps, joui d'une très-bonne santé, mais il est revenu aux eaux l'année dernière avec des douleurs rhumatismales et des vertiges qui m'ont fait beaucoup regretter pour lui ses bienfaisantes sueurs d'autrefois.

———

CHAPITRE X.

MALADIES DU TUBE DIGESTIF ET DE SES ANNEXES.

PHARYNGITE CHRONIQUE.

Les maladies du tube digestif et de ses annexes sont au nombre de celles qui exercent sur le moral l'influence la plus marquée. Les inflammations chroniques de l'estomac, des intestins et du foie, développent souvent une tristesse qui peut aller jusqu'à l'horreur de la vie. Tel est le spleen des Anglais, qu'ils doivent attribuer autant à un régime et à une thérapeutique incendiaires, qu'à leur climat humide et froid.

Quand on étudie l'influence des climats sur la santé des hommes, il faut toujours faire une grande attention à la pression atmosphérique qui vient les modifier puissamment; ainsi, en Angleterre, la grande pression d'une atmosphère descendant presque partout au niveau de la mer, en rendant les fonctions de la peau plus difficiles, vient ajouter aux inconvéniens du froid et de l'humidité, et multiplier beaucoup les affections goutteuses et tuberculeuses.

Cette tristesse, si naturelle aux êtres souffrans,

est loin d'être toujours proportionnée à la douleur. Bien souvent cette dernière est à peine sentie; ce qui arrive dans un grand nombre de gastro-duodéno-hépatites chroniques et d'entérites chroniques, et cependant les idées les plus affligeantes viennent assaillir le malade et lui peindre sa position avec les couleurs les plus sombres.

Cette réaction du physique sur le moral est loin d'être insignifiante dans la cure de ces maladies; en effet, le moral réagissant à son tour sur le physique, en augmente l'excitation morbide et devient souvent ainsi un puissant obstacle à la guérison. C'est dans ces circonstances surtout que nos eaux sont nécessaires; en vain emploieriez-vous le traitement le mieux dirigé, si vous ne dépaysez votre malade, si vous ne l'arrachez à des lieux, à des habitudes, qui ne font que lui rappeler ses souffrances, qu'entretenir son découragement, tous vos efforts seront inutiles.

En vain chercherez-vous alors à imiter la composition de nos eaux; l'analyse chimique ne vous en a montré que le cadavre. En vain essaierez-vous, au milieu de Paris, de dépayser un Parisien hypochondriaque; inutilement aussi chercherez-vous à remplacer les heureux effets d'un long voyage, de l'espoir long-temps soutenu d'une guérison prompte et sûre, et de cette tranquillité d'esprit, dont le malade jouit, dès l'instant où il se trouve débarrassé du fardeau de ses affaires.

Vous perdrez en outre l'action si puissante de l'air de nos montagnes.

La membrane muqueuse qui tapisse l'intérieur de la bouche, du pharynx et de l'œsophage, peut devenir le siége d'inflammations qui, passant à l'état chronique, sont traitées avec succès par nos eaux, employées en bains généraux, en douches et en pédiluves, secondée par un régime composé d'alimens doux et de facile digestion. Des saignées générales ou locales sont quelquefois indispensables pendant le traitement de ces affections.

Treizième Observation.

PHARYNGITE CHRONIQUE.

A la suite de plusieurs pharyngites aiguës, M. le comte de S. P. contracta une inflammation chronique de la muqueuse pharyngienne, dont les cryptes prirent un grand développement.

Cette inflammation ayant résisté à tous les moyens employés pour la combattre, M. de S. eut recours à nos eaux.

Aux bains chauds et à de fréquens pédiluves, j'ajoutai des applications réitérées de ventouses, scarifiées, à la région supérieure du col. Je prescrivis un régime sévère, composé seulement de farineux et de fruits cuits. Je défendis le vin, le café, les liqueurs. Après vingt jours de traitement, ce mal, qui durait depuis deux ans déjà, était considérablement diminué. M. de S. quitta Plombières alors, et beaucoup plutôt que je ne le lui conseillais. Cependant, ainsi que m'en a informé depuis une dame de sa famille, sa santé a continué à s'améliorer par l'action consécutive de nos eaux.

CHAPITRE XI.

GASTRITE CHRONIQUE ET GASTRO-ENTÉRITE COMPLIQUÉES D'ENDOLORISSEMENT DES VER- TÈBRES DORSALES.

Les inflammations chroniques de la muqueuse de la bouche, du pharynx et de l'œsophage, deviennent rarement assez graves pour nécessiter le traitement des eaux minérales. Aussi voyons-nous peu de ces affections à Plombières. En revanche, une foule de personnes y viennent pour se guérir de maladies d'estomac, d'intestin, du foie ou d'autres annexes du tube intestinal, contre lesquelles nos eaux ont la plus grande effi-cacité.

Ces maladies sont de nature diverse; les unes peuvent-être classées parmi les névroses, les autres parmi les inflammations chroniques; les premières, bien plus communes qu'on ne le pense généralement, doivent être presque toujours précédées et entretenues par un trouble quelconque dans les sécrétions. En effet, d'après ce que nous avons dit, d'après les travaux de Wilson, d'une foule d'autres savans, et d'après ceux surtout de mon frère, on sait que les nerfs sont dans l'économie des organes à peu près passifs, chargés seulement de conduire, à travers les différens tissus, comme le feraient des fils métalliques, l'électricité que dégage chaque portion vivante du corps dans ses mouvemens continuels de composition et de décomposition. On comprend dès-lors comment ces nerfs peuvent devenir malades, ou transmettre d'un organe à l'autre, des causes de maladies alors qu'un organe a éprouvé une lésion quelconque qui, modifiant ses sécrétions l'oblige à fournir, ou moins ou plus du fluide électrique qui lui est propre, ou bien à fournir le fluide opposé à celui qu'il devait produire; on comprend aussi, que presque toujours il suffira, pour guérir de graves affections nerveuses, de rétablir les sécrétions dans leur état normal.

Les névroses des organes digestifs ne seront donc plus des êtres insaisissables, comme le pense le docteur Barras, et leur traitement ne sera plus à l'avenir abandonné à toutes les chances de l'empirisme. Ces névroses s'étendent souvent des surfaces gastriques jusque dans le canal vertébral, ainsi que j'ai eu l'occasion de le constater un très-grand nombre de fois depuis plus de six ans que je me livre à ce genre de recherches. En effet, sur un très-grand nombre de malades tourmentés par des affections abdominales chroniques, on rencontre une sensibilité morbide des vertèbres dorsales, là justement où la moëlle épinière reçoit les nerfs qui viennent des ganglions du grand sympathique, ganglions où aboutissent les branches du grand splanchnique, qui vient lui-même comme on le sait, du pléxus solaire, et cette sensibilité morbide est démontrée facilement chez beaucoup de malades, par la douleur que détermine la simple pression des apophyses transverses des vertèbres ; chez d'autres par la chaleur plus vive qu'ils ressentent dans les parties affectées, alors qu'à la manière de Copeland, on promène, le long du rachis, une éponge imbibée d'eau chaude.

Cette variété des affections gastro intestinales est extrémement remarquable, je crois être le premier, ou un des premiers médecins qui en aient parlé. Du reste rien ne s'explique mieux que cette propagation de la maladie d'un organe sécréteur, le long des cordons par lesquels il envoie au centre nerveux l'électricité qu'il dégage. Dans ce phénomène d'une sensibilité morbide de la moëlle épinière, en rapport avec une lésion des organes digestifs, il est probable que la peau elle-même, joue un rôle fort important. Mon frère montrera comment la sciatique est ordinairement produite par une maladie de la peau. D'autres observateurs détermineront peut-être quelles lésions cet organe éprouve dans les maladies qui font le sujet de ce chapitre. Quoi qu'il en soit, on remarquera dans les faits qui vont suivre quelle influence heureuse exerce alors le traitement qui a pour objet surtout de rendre du ton, de l'énergie à notre enveloppe extérieure.

Ces affections, où le système nerveux devient secondairement malade, mériteraient peut-être d'être distinguées des simples inflammations abdominales, par les noms de gastralgie ou de gastro-entéralgie, inventés par le docteur Barras. Mais ces noms ne représenteraient pas suffisamment encore les accidens dont nous avons à nous occuper ici. D'une autre part, en les considérant comme une variété de myélites, j'exciterais de nouveau *les* susceptibilités médicales d'un certain nombre de confrères qui ne permetteraient ce baptême que s'il était appuyé sur des preuves tirées de l'anatomie pathologique, preuves que ma position ne me met pas à même de leur fournir, et dont la valeur, du reste, a été ridiculement exagérée. Cependant je ne puis m'empêcher d'observer qu'un homme dont l'opinion est d'un grand poids en pareille matière, M. le docteur Olivier d'Angers, à qui la science doit un si beau travail sur les maladies de la moëlle épinière, n'hésite pas à croire à l'exis-

tence de la myélite, lorsque dans une foule d'affections chroniques des poumons, du cœur et de
l'utérus, il rencontre une sensibilité morbide de
la colonne épinière dans ses régions dorsale,
cervicale ou sacro lombaire. J'aurais donc le
même droit à regarder, comme le résultat d'une
myélite, cette même sensibilité morbide de la
colonne épinière, dans celles de ses régions qui cor-
respondent anatomiquement avec les organes digestifs, lorsque ceux-ci sont malades. Mais n'in-
sistons pas tant sur les mots, accordons plus
d'attention aux choses, et ne perdons jamais de
vue, du reste, que cette sensibilité morbide, de la
colonne épinière, n'est habituellement alors qu'un
accident secondaire, et que c'est principalement
sur les sujets faibles, à peau peu active, qu'on
la rencontre.

Quatorzième Observation.

M. Pierre (1), de Remiremont, entrepreneur
de bâtimens, âgé de trente-trois ans environ,
d'un tempérament nerveux, travaillait à Paris, il
y a dix ans, lorsqu'il sentit sa tête fortement tirée
en arrière et qu'il éprouva en même temps beau-

(1) Je viens de revoir ce malade, il y a six semaines qu'il a
quitté Plombières, et le mieux qu'il doit à nos eaux se soutient;
seulement quand il oublie un jour de se faire masser les extrémités
abdominales, ses jambes se refroidissent et sa respiration redevient
plus pénible. *Note de la seconde édition.*

coup d'oppression et de toux. Entré à l'hôpital Cochin, on le soigna pour une pneumonie aiguë, et il sortit au bout d'un mois complètement rétabli. Sa santé se soutint assez bonne pendant huit ans. Alors il eut de nouvelles suffocations, des douleurs presque constantes à l'épigastre, et peu à peu ses forces se perdirent, la marche lui devint très-fatigante, et tous les moyens employés pour combattre ce mal échouèrent entièrement. M. P. vint à Plombières faire usage de nos eaux, et il me chargea de diriger son traitement. Le palper ne me fit connaître aucune lésion abdominale; la langue était aussi dans son état normal, le cœur se contractait régulièrement; son volume ne paraissait point augmenté, les poumons étaient partout perméables à l'air; je dus dès-lors, pour arriver à la cause des accidens dont se plaignait le malade, examiner sa colonne vertébrale. Le toucher était très-douloureux sur les 3e et 4e vertèbres cervicales; il l'était un peu moins sur les 4e, 5e, 6e, 7e et 8e dorsales. A ces symptômes je n'hésitai pas à reconnaître une double myélite, et aux bains tièdes, aux douches, je fis ajouter des applications réitérées de ventouses scarifiées sur les régions malades de la colonne épinière.

Plus tard, je voulus essayer d'un bain à 36 degrés, tel qu'on les emploie fréquemment au Mont-d'Or, espérant qu'une puissante dérivation à la peau hâterait le rétablissement de M. P.; mais je lui recommandai de m'attendre avant de prendre ce bain chaud, auquel je voulais et je devais assister.

M. Pierre, oubliant cette prescription, prit un bain chaud trop long, et, arrivé chez lui, après une lipothymie, il eut de violens accès d'étouffe-ment, beaucoup d'engourdissement des jambes et une paralysie complète des bras, qui heureusement n'eut qu'une demi-heure de durée.

Cet accident, qui pouvait être si grave, est venu prouver que la douleur déterminée par la pression des vertèbres cervicales était bien, dans ce cas, un signe de myélite, ainsi que je l'avais jugé. Pour-quoi contesterait-on maintenant que la moëlle épi-nière, alors qu'elle est malade, peut souffrir de la pression exercée sur les vertèbres qu'elle traverse dans la région dorsale, puisque c'est là que le ca-nal rachidien est le plus étroit, que la moëlle épi-nière est le plus rapprochée des parois osseuses qui l'environnent ?

L'inflammation de la moëlle épinière chez M. Pierre n'est-elle pas évidente dans sa région cervi-cale ? La paralysie momentanée des bras ne l'a-t-elle pas rendue telle pour tout le monde ? Elle l'est également pour moi, dans la région dorsale que j'ai indiquée. C'est à la myélite cervicale qu'il faut attribuer la faiblesse musculaire, et peut-être aussi l'oppression, tandis que les douleurs d'esto-mac, que la nature des alimens n'augmente ni ne diminue, doivent être produites par la myélite dorsale.

M. Pierre va beaucoup mieux ; il pouvait faire à peine un quart de lieue en plaine, il peut maintenant faire deux lieues à travers les montagnes ; son estomac est moins douloureux. S'il pouvait rester à Plombières autant de temps encore qu'il y en a passé déjà, il est probable qu'il se rétablirait complètement ; mais à défaut de nos eaux, des exutoires à la nuque et entre les épaules, de la laine sur la peau et des chaussons de flanelle et de taffetas gommé, pour rétablir la sueur des pieds, très-abondante autrefois, le guériront entièrement, je l'espère.

Quinzième Observation.

Mme P...., de Metz, vint cette année à Plombières pour combattre, à l'aide de nos eaux, des douleurs d'estomac augmentées par la digestion, et dont Mme P.... avait à se plaindre depuis plus de deux ans déjà. Cette maladie n'avait pas dérangé le cours des règles, habituellement abondantes. Une de ses principales causes était l'habitude qu'avait Mme P.... de manger très-vite en ne mâchant qu'à peine. L'épigastre était un peu douloureux à la pression, mais il n'y avait aucune tumeur abdominale. La langue était large et pâle, mais ses cryptes étaient développées à sa pointe et rougeâtres. La quatrième, la cinquième, la sixième et la septième vertèbres dorsales étaient douloureuses à la pression.

Je prescrivis, pour boisson, l'eau savonneuse; je fis prendre à Mme P.... des bains tièdes, de trois à quatre heures de durée; je lui fis faire deux applications de ventouses scarifiées à la région douloureuse du dos, et je lui recommandai de ne manger que des alimens doux en quantité modérée, et surtout de les mâcher le plus parfaitement possible. Dès la première application de ventouses, Mme P.... éprouva le mieux le plus marqué; elle a quitté Plombières dans un état très-satisfaisant, et je ne doute pas de son rétablissement complet, si elle reste dans de bonnes conditions hygiéniques.

Ici encore la myélite n'était-elle pas évidente, et indépendamment de la douleur que causait la pression sur la portion surexcitée de la moëlle épinière, n'avons-nous pas, pour établir cette surexcitation morbide, une autre preuve puisée dans l'amélioration qu'éprouva Mme P.... immédiatement après l'application des ventouses *loco dolenti?*

Seizième Observation.

Mme P...., de la même ville que la malade qui fait le sujet de l'observation précédente, est âgée de vingt-cinq ans environ. Il y eut, en 1832, deux ans que, vingt jours après ses couches, elle eut un affreux chagrin qui altéra profondément sa santé. Depuis lors, Mme P.... eut continuellement des digestions très-laborieuses, une constipation habituelle, beaucoup de pesanteur dans le bassin et des tiraillemens douloureux dans les flancs.

Il y avait chez Mme P.... un léger abaissement de l'utérus, un peu trop développé, un engorgement fort ancien et indolore de l'S du colon, et probablement de quelques portions du péritoine dans le voisinage de cette région intestinale. L'épigastre était douloureux, la langue avait les cryptes de son extrémité développées et rouges, mais la colonne épinière était aussi très-douloureuse à la pression dans l'étendue de la quatrième à la huitième vertèbres dorsales et dans toute la région lombaire.

Ai-je eu tort de regarder dès-lors Mme P.... comme affectée d'une myélité double et d'inflammation chronique du tube intestinal et de l'utérus ? Aux bains tièdes et longs, aux douches de chaque côté du rachis et des membres, et à un régime doux, j'ajoutai deux applications de ventouses scarifiées sur les régions dorsale et lombaire, et chaque fois elles produisirent un mieux des plus marqués ; la santé de Mme P.... s'améliora beaucoup pendant son séjour à Plombières.

Dix-septième Observation.

M. M***, d'Aunai, âgé de quarante-trois ans environ, était tourmenté depuis dix ans par une gastro-entérite chronique, contre laquelle il avait eu déjà deux fois recours à nos eaux, en 1827 et 1828, sans un succès marqué. Cette maladie avait également résisté à tous les moyens employés pour la combattre. M. M*** revint cette année à Plombières, et il me chargea de diriger son traitement.

M. M*** avait le teint jaune-paille; il était très-maigre, très-faible, très-découragé, et il avait de fréquens dévoiemens. Ses digestions étaient habituellement si laborieuses, qu'il est exact de dire qu'il passait sa vie à écouter son estomac digérer. Le toucher ne me fit reconnaître aucune hypertrophie abdominale; il y avait peu de sensibilité à l'épigastre, mais les 4e, 5e, 6e et 7e vertèbres dorsales étaient douloureuses à la pression.

Je crus pouvoir ranger au nombre des causes qui avaient produit cette grave maladie, la funeste habitude qu'avait M. M*** de manger très-vite. Je lui en fis reconnaître aisément tout le danger; je lui prescrivis deux applications de ventouses scarifiées par semaine, de chaque côté des vertèbres douloureuses au toucher, des bains tièdes de trois heures de durée, des douches le long du rachis, de vingt-cinq à trente minutes, et le massage par percussions. Après chaque application de ventouses, M. M*** éprouvait une amélioration très-marquée. Il suivit ce traitement pendant un mois, et il quitta Plombières dans l'état de santé le plus satisfaisant.

Chez ce malade encore, la myélite n'est-elle pas évidente, et par le siége de la douleur de l'épine dorsale, et par l'amélioration marquée qu'il obtenait de chaque saignée capillaire de la région douloureuse du rachis?

Dix-huitième Observation.

Mme de ***, de Joinville, vint à Plombières, en 1833, pour se guérir d'une inflammation chronique abdominale, causée par la frayeur du choléra et qui avait résisté jusqu'alors au régime le mieux observé. Mme de *** était âgée de trente-deux ans environ; elle était bien réglée; sa langue était large, son ventre était souple, un peu douloureux vers la région ombilicale. Elle avait des coliques presque continuelles, et des selles en dévoiement à heures fixes. Mme de *** était très-amaigrie et profondément découragée. L'examen de la colonne vertébrale me fit reconnaître, chez elle aussi, une sensibilité véritablement morbide, depuis la quatrième jusqu'à la septième vertèbre dorsales. L'eau chaude en boisson ne put pas être supportée; les bains et les douches ordinaires, secondés par quelques applications de ventouses, ne produisirent qu'une très-légère amélioration. J'eus recours alors à la douche écossaise, ce précieux tonique de la peau; dès ce moment la santé de Mme de *** se rétablit rapidement. Son embonpoint, ses forces, sa gaîté revinrent à la fois, et Mme de *** partit enthousiaste de ce remède.

J'ai revu depuis Mme de *** à Plombières ; sa santé était très-bonne encore.

Dix-neuvième Observation.

Mlle de *** vint à Plombières en 1833, pour combattre, à l'aide de nos eaux, des palpitations, des suffocations, une toux convulsive, de fréquentes coliques utérines, des douleurs continuelles d'estomac, s'exaspérant pendant la digestion ; toutes ces douleurs, tous ces accidens avaient une grande tendance à revêtir la forme intermittente, et ils étaient alors à peine modifiés par le quinquina. Agée de 28 ans, régulièrement réglée, et d'un tempérament éminemment nerveux, Mlle de *** faisait remonter l'origine de ses maux à de grands chagrins qu'elle avait éprouvés plusieurs années auparavant. Sans diminuer l'importance de cette cause, je dus tenir grand compte aussi de la funeste habitude qu'avait Mlle de *** de manger très-vite et très-chaud.

L'auscultation et la percussion de la poitrine ne me firent découvrir aucune lésion à laquelle je pusse rattacher les suffocations, les palpitations et la toux ; le toucher ne me fournit aucun indice de lésions abdominales, mais je trouvai les huit premières vertèbres dorsales très-douloureuses à la pression, de même que toutes les vertèbres lombaires. Dès-lors, je dus rattacher à une myélite les accidens dont se plaignait Mlle de ***, et aux bains tièdes et prolongés, aux douches de chaque côté du rachis, j'ajoutai plusieurs applications de ventouses scarifiées sur les régions malades. Mlle de *** continua un régime doux, but tous les matins quelques verres d'eau savonneuse ; après son bain, je la faisais masser par percussion pendant un quart-d'heure. Au bout de six semaines de ce traitement, cette malade se trouvait infiniment mieux, et ce mieux se soutint plusieurs mois ; de nouveaux chagrins vinrent ensuite annuler l'effet des eaux.

Vingtième Observation.

M. ***, des environs de Mâcon, âgé de vingt et quelques années, luttait, en s'amusant, avec un jeune homme, qui le renversa avec force sur l'angle d'une table. Il eut un coup violent sur les 4e et 5e vertèbres dorsales. La douleur qu'il en ressentit dura quelques jours. Un mois après il fut atteint d'une gastro-entérite grave, qui résista à tous les traitemens employés contre elle.

Deux ans plus tard, M. *** vint à Plombières. Je reconnus l'existence de la myélite, à la douleur que la pression développait sur les 4e, 5e, 6e et 7e vertèbres dorsales ; j'appris alors les circonstances que je viens d'exposer, et qui jettent un si grand jour sur l'origine de cette maladie et sur la cause de son opiniâtreté.

A son départ, M. *** était un peu mieux ; mais si l'effet secondaire de nos eaux ne lui a pas été très-favorable, il n'aura retiré que peu de fruit de son voyage. Je lui ai conseillé, en partant, de recourir à de puissans exutoires. Il avait pris, pendant un mois de suite, des bains tièdes de trois heures, des douches d'un quart-d'heure à vingt minutes, et il avait eu, en outre, plusieurs applications de ventouses scarifiées, tant sur le dos que sur l'épigastre.

Cette observation est extrêmement curieuse. Jusqu'ici, en effet, nous n'avions rencontré cette sensibilité morbide des vertèbres dorsales que chez des malades où elle reconnaissait évidemment, pour cause, un trouble premier dans les sécrétions des muqueuses abdominales, une modification, soit de la nature, soit de la quantité de l'électricité que ces membranes doivent fournir à l'économie ; mais ici l'ordre est inverse : c'est du centre nerveux devenu malade à la suite d'un coup que l'irritation est partie pour s'étendre aux muqueuses avec lesquelles il se trouve en rapport, et cette inflammation, due à une cause traumatique, présente cependant tous les symptômes des affections précédentes. Si on ne peut lui refuser le caractère des myélites, pourquoi ne l'accorderait-on pas aux autres ?

Vingt-unième Observation.

Mme M...., de Paris, âgée de trente-huit ans environ, d'un tempérament éminemment nerveux, n'ayant jamais eu d'enfans, avait, depuis un grand nombre d'années, les plus violentes douleurs, qui attaquaient alternativement ou tout à la fois, les organes contenus dans les cavités thoracique et abdominale, en simulant les lésions les plus graves. Tantôt, Mme M...., à la suite de toux convulsives, avait d'abondantes hémophtysies, tantôt un dévoiement dyssentérique ou un hémathémèse. Elle était habituellement tourmentée par des spasmes que la moindre émotion faisait naître. Les nombreux médecins que Mme M.... avait consultés, n'avaient pu reconnaître aucune lésion organique, et l'excessive sensibilité de la colonne vertébrale, dans ses régions cervicale, dorsale supérieure et lombaire, n'avait fixé l'attention d'aucun d'eux. C'était cependant un des phénomènes les plus apparens chez cette dame, c'était celui-là seul qui pouvait expliquer tous ses maux et donner d'utiles indications. Mme M.... a retiré peu d'avantage de nos bains. Un mal aussi ancien et aussi grave ne peut céder qu'à un traitement très-long. J'indiquai celui que Pomme conseillait en cas semblables. Depuis je n'ai plus eu de nouvelles de cette dame.

Aujourd'hui je commencerais par étudier l'état

de ses sécrétions et j'arriverais sans doute ainsi à
lui donner de plus utiles conseils.

Vingt-deuxième Observation.

Mlle ***, âgée de trente-trois ans, d'un tempérament éminemment nerveux, affectée depuis
plus de douze ans d'une gastrite chronique, qui
avait résisté à tous les moyens prescrits en pareil
cas, vint cette année, pour la troisième fois, faire
usage de nos eaux.

Consulté par Mlle ***, je reconnus que sa langue était large, son épigastre assez douloureux au
toucher. Je ne rencontrai aucune tumeur abdominale; mais, en revanche, la colonne épinière,
depuis la quatrième dorsale jusqu'à la huitième,
était habituellement le siége de grandes douleurs,
et le toucher de cette région était insupportable.
Mlle *** était bien réglée, et cette évacuation ne
modifiait en rien son état habituel.

L'habitude de manger très-vite était encore ici
une des causes de cette maladie, que je n'hésitai
pas à ranger parmi les gastro-myélites. Après un
mois de séjour et cinq heures de bain par jour,
Mlle *** allait mieux. J'aurais voulu qu'elle pût
rester deux fois plus long-temps à Plombières;
son état l'exigeait. J'ai conseillé à son médecin
ordinaire de recourir plus tard aux bains frais et
prolongés de Pomme, en attendant une nouvelle
saison des eaux.

De même que chez la malade qui fait le sujet de la 21ᵉ observation, j'aurais dû faire précéder ce conseil par l'étude des sécrétions chez cette demoiselle. Alors, au lieu de me borner à constater l'existence de son mal dans tel ou tel organe, je serais arrivé facilement à en reconnaître la nature. Alors aussi, et seulement alors, j'aurais pu donner des conseils véritablement utiles et avoués par la science. Mais cette science n'était pas alors assez avancée.

CHAPITRE XII.

GASTRITES ET GASTRO-ENTÉRITES CHRONIQUES.

Nous ne reviendrons pas ici sur ce que nous avons dit au commencement de cet ouvrage des fonctions de l'estomac et du reste du tube intestinal, non plus que des liens étroits qui unissent ces organes au foie, à la rate, au pancréas et aux glandes mésentériques. Ces données si neuves et si puissantes ne sont pas restées inaperçues du lecteur. Nous passerons donc à l'étude des gastrites et des gastro-entérites traitées à l'aide de nos eaux minérales.

L'inflammation chronique de l'estomac ou gastrite chronique est presque toujours accompagnée de celle d'une portion plus ou moins étendue des intestins grêles. Sous son influence, il y a constamment stimulation morbide du foie, du pancréas et des glandes mésentériques. Sous son influence aussi il y a toujours modification morbide dans les sécrétions de ces organes, et par conséquent modification dans la production des électricités qu'ils envoient au cerveau et à la moelle épinière. Ces centres nerveux peuvent aussi devenir eux-mêmes la proie de l'inflammation : dans tous les cas ils fonctionnent difficilement. Alors l'instinct se déprave, alors arrivent les hypochondries de tout genre et beaucoup de manies.

Cependant, un certain nombre de malades ont le cerveau assez puissamment organisé pour lutter avec avantage contre les surexcitations viscérales ; mais il n'en est que bien peu qui puissent s'affranchir de toute idée triste, alors que les principaux organes de la digestion sont enflammés.

Excité par ces idées, le cerveau réagit sur la muqueuse gastro-intestinale avec une force proportionnée à la stimulation qu'il reçoit. Cette réaction sur des organes malades ne peut qu'en accroître la maladie, et comme le système nerveux est, plus qu'aucun autre, soumis à l'empire de l'habitude, pour peu que la gastro-entérite soit ancienne, alors même que les moyens employés pour la combattre ont réussi à la faire disparaître, si on ne parvient pas à changer les idées, le cerveau, tout en n'étant plus stimulé d'une manière anormale par les viscères abdominaux, en produit de semblables à celles qu'il formait pendant la maladie, et ces idées tristes peuvent souvent la rappeler.

L'inflammation de la muqueuse gastro-intestinale développe les sympathies les plus variées. Chez les uns, elle ne cause que de légères douleurs, chez les autres elle en produit d'insupportables. Tandis qu'elle détruit l'appétit de l'un ou le déprave entièrement, elle augmente considérablement celui de l'autre. Chez l'un, elle détermine une maigreur excessive, elle accable l'autre sous le poids de la graisse; tantôt elle cause une soif inextinguible, tantôt le dégoût pour la boisson.

Ordinairement, dans cette maladie, la langue est rouge sur les bords, et terminée en pointe; quelquefois ses cryptes prennent un énorme développement; d'autres fois, la muqueuse qui la recouvre semble comme atrophiée; souvent aussi plus large que de coutume, la langue porte à son pourtour l'empreinte des dents.

L'épigastre est ordinairement douloureux au toucher; mais, dans les gastro-entérites chroniques les plus graves, ce symptôme peut manquer entièrement; les selles sont ou plus rares ou plus abondantes; parfois elles sont accompagnées de glaires membraniformes que quelques malades ne voient qu'avec effroi, les prenant pour des portions d'intestins. Les selles peuvent encore éprouver beaucoup d'autres altérations dans leur couleur et dans leur densité.

Ce que j'ai dit de la complication si fréquente de la myélite chronique avec la gastro-entérite, me dispense de revenir sur ce sujet.

Quelque variés que soient les symptômes de la gastro-entérite chronique, presque toujours le médecin la reconnaît facilement. Il doit s'attacher à remonter à la cause qui l'a produite, et la signaler à son malade, si elle existe encore. Sans doute l'axiôme *ablatâ causâ tollitur effectus,* est loin d'être toujours vrai en médecine; cependant, tant que dure la cause d'une maladie, les efforts du médecin sont frappés d'impuissance.

Nous avons vu combien le moral exerce d'influence sur les malades affectés de gastro-entérites chroniques; aussi est-il bien souvent nécessaire alors de joindre la médecine de l'âme au traitement physique. Au reste, cette médecine ne doit jamais être négligée, car, à elle seule, elle a une puissance qui l'emporte quelquefois de beaucoup sur tous les autres moyens. C'est ainsi que les sorciers du moyen âge, que les enthousiastes des Cévennes, ceux du cloître Saint-Médard, puis les magnétiseurs, et, dans ces derniers temps, les médecins homéopathes, comptent un grand nombre de guérisons merveilleuses, toutes dues à une action énergique exercée sur le moral (1). Emparons-nous donc de celui

(1) Si je range le magnétisme et la médecine homéopathique sur la même ligne que la sorcellerie, ce n'est que par suite de la simili-

des malades affectés de gastro-entérites chroniques; expliquons-leur, autant qu'ils sont en état
de le comprendre, et leur maladie et le mode
d'action présumable des moyens que l'on se propose d'employer pour la combattre. S'ils ont perdu
l'espoir, il faut tout faire pour le leur rendre,
sans toutefois promettre une guérison trop prochaine, de peur de s'exposer ainsi à perdre leur
confiance et à les voir se désoler de nouveau, s'ils

tude de leur action sur l'imagination de certains malades; du reste
je n'en considère pas moins les effets que produisent ces moyens,
comme dignes de l'attention de tous les bons esprits.

Bien des fois j'ai enlevé de vives douleurs par le magnétisme. En
cas pareils j'aurais produit d'aussi belles cures avec la médecine homéopathique. Ce sont des armes dont tout médecin habile comprend
la portée et qu'il sait employer au besoin. La dernière voit tomber la
vogue d'enthousiasme qu'elle avait excitée un moment; mais que dire
aussi de l'action physique d'une médecine dont le remède le plus héroïque peut être pris impunément à une dose cent milliards de fois plus
forte que celle que l'on administre habituellement? Les partisans de
l'homéopathie répondront que des faits nombreux de médecine humaine et de médecine vétérinaire viennent prouver la puissance de
leur doctrine. Mais dans nos villages, *les guérisseurs par le secret,*
vous citeront une foule de cures semblables dues, les unes, et les plus
nombreuses, à la puissance de la nature, les autres à l'influence de
l'imagination. En 1832, je fus appelé près d'un jeune homme de
Plombières, qui avait des vomissemens fréquens et douleureux, de
violentes coliques, de nombreuses selles diarrhéiques. J'étais alors à la
campagne. A mon retour, tous les accidens avaient cessé; le lendemain
et les jours suivans, je fus appelé près d'une dixaine d'autres jeunes
hommes pour la même affection. Instruit par le premier cas, je m'en
rapportai à la nature qui guérit tous mes malades en quelques heures.
Combien l'homéopathie aurait eu beau jeu alors?

n'étaient pas rétablis dans le laps de temps indiqué à l'avance.

Quelquefois il faut modérer leur joie, lorsqu'un premier pas vers la guérison la rend trop vive. C'est alors qu'il faut les prévenir que, pendant la durée de leur traitement, ils doivent s'attendre à faire plus d'un pas rétrograde, que mille circonstances impossibles à prévoir peuvent déterminer. C'est alors que l'on doit les pénétrer de la nécessité de supporter courageusement ces retours vers le mal, et leur dire pourquoi la nature emploie souvent ce moyen pour amener plus vite le rétablissement de la santé.

Il faut leur citer quelques exemples de l'influence fâcheuse du chagrin dans une position semblable, et réserver, pour les temps de découragement, l'histoire de maladies plus graves que celles dont ils se plaignent, et qui, malgré quelques exaspérations pendant le traitement, ont été parfaitement guéries sous la double influence du courage à supporter la douleur, et de l'attention à suivre avec sévérité les prescriptions médicales.

Souvent ces malades mettent à une bien forte épreuve la patience de leur médecin. Si un mot de ce dernier peut être interprété d'une manière défavorable, ils s'en saisiront avec empressement, ils le tourneront de cent manières pour y trouver un prétexte de s'affliger, de regarder leur position comme incurable. Dans ce cas, le médecin a besoin de toutes les ressources que lui fournissent son instruction et son humanité.

Un régime d'autant plus sévère que la maladie est plus grave, est une condition sans laquelle on ne peut raisonnablement, dans ce cas, espérer un effet avantageux de l'emploi de nos eaux. Il y a, pour la prescription de ce régime, une foule de considérations relatives au mode de sensibilité du malade, à ses goûts, à ses répugnances, mais toutes sont connues des médecins.

Des bains assez chauds pour exciter modérément la peau, mais assez tempérés toutefois pour ne pas stimuler vivement le cerveau, le cœur et l'estomac, conviennent parfaitement à ce genre d'affection : souvent il est avantageux d'en prendre deux dans la journée; leur durée est toujours proportionnée à l'état du malade: le médecin seul peut la prescrire.

A leur arrivée à Plombières, un assez grand nombre des malades affectés de gastro-entérites chroniques, doivent débuter par une saignée locale; souvent il faut y revenir à plusieurs fois pendant le traitement.

Je me sers alors, avec un grand avantage, de ventouses scarifiées. Elles aident puissamment l'action dérivative de nos eaux.

Quelquefois, pendant le traitement de la gastro-entérite chronique, l'estomac passe de l'irritation à la faiblesse; notre eau minéro-thermale

6

alors, pure, ou mêlée à quelque substance qui en modifie l'action, produit d'admirables effets. Alors aussi on peut conseiller également notre eau ferrugineuse. Dans ces cas, le médecin prudent ne doit jamais oublier que l'estomac passe, avec une grande facilité, de la débilité à la sur-excitation morbide.

Si, dans cette maladie, les gros intestins ne sont pas irrités, et s'il n'existe pas dans d'autres portions de la muqueuse gastro-intestinale une sensibilité trop vive, des douches ascendantes, plus ou moins prolongées, peuvent être fort utiles. D'abord, elles combattent avantageusement la constipation, accident que nos eaux développent presque toujours; ensuite, elles agissent comme un dérivatif souvent d'une grande puissance. C'est au médecin à en prescrire la force, la durée et la température. Vers la fin du traitement, des douches extérieures générales, et quelquefois même locales, peuvent être fort avantageuses.

Lorsque la gastro-entérite, en réagissant sur le foie, le pancréas et les glandes lymphatiques, a occasioné le développement morbide, l'hyperthrophie de l'un de ces organes, ou même du tissu intestinal, aux moyens précédemment exposés, il faut presque toujours ajouter la douche extérieure. Son objet n'est pas seulement de produire une action dérivative sur la peau, elle a aussi pour but de modifier la sensibilité de l'organe malade, et lorsque celui-ci n'est plus sous l'influence d'une irritation trop vive, elle y détermine un mode d'excitation qui, bien dirigé, favorise à un haut degré l'absorption dans les tissus engorgés, et prépare dans tous les cas la voie aux exutoires. Mais si la douche peut être un remède héroïque contre ces maladies, lorsqu'on l'administre sagement, elle peut, au contraire, les aggraver beaucoup lorsqu'elle est imprudemment dirigée; c'est dans ce cas surtout qu'il faut se rappeler l'axiôme *festina lente*.

Le massage des parties solides du tronc et des membres est alors aussi très-indiqué.

Les inflammations chroniques du tube intestinal étaient autrefois méconnues pour la plupart : aussi les traitait-on de la manière la moins convenable. A l'eau thermale en boisson, on ajoutait des purgatifs souvent très-violens, et l'on croyait la cure complète, lorsque le malade, en quittant nos eaux, avait un grand appétit et peu de douleur. Mais trop souvent cette amélioration n'était qu'apparente ; comme elle ne résultait que d'une violente perturbation, causée par des médicamens trop souvent inopportuns, bientôt la maladie reparaissait beaucoup plus grave. Aujourd'hui, grâce surtout aux travaux de mon illustre maître, le docteur Broussais, nos eaux, mieux administrées, font plus de cures et des cures plus solides.

Assez souvent il arrive que les malades affectés de gastrites chroniques éprouvent, pendant l'usage de nos eaux, une surexcitation plus ou moins forte; les personnes nerveuses y sont surtout exposées. On ne doit pas, pour cela, discontinuer toujours de prendre les eaux minérales. Souvent cette surexcitation produit les plus heureux effets; mais on doit cependant la surveiller avec la plus grande attention, la borner lorsqu'elle se développe trop, et écarter du régime du malade tout ce qui pourrait l'accroître ou l'entretenir. Quelquefois cette surexcitation n'arrive qu'après l'usage des eaux. Elle est ordinairement alors une crise salutaire, mais elle exige toujours les soins les plus suivis. On l'appelle le travail ou la crise des eaux.

Cette surexcitation est produite sans doute par l'augmentation des sécrétions de la peau, et par la production d'une quantité d'électricité négative, à laquelle les centres nerveux n'étaient plus accoutumés.

Les saisons qui conviennent le mieux au traitement de la gastro-entérite à l'aide de nos eaux, sont le printemps et l'automne. Les grandes chaleurs, en excitant fortement la peau, en activant la circulation et tout l'appareil nerveux, rendent le tube intestinal trop impressionnable et s'opposent souvent à l'emploi de bains chauds et de douches qui, sans elles, pourraient être fort avantageux. J'ai traité, à l'aide de nos eaux et avec un grand succès, au milieu de l'hiver, des malades affectés de gastrite chronique, et, pour certaines personnes, je préfère cette saison à l'été.

Vingt-troisième Observation.

M. le curé B...., âgé de trente-trois ans, était depuis long-temps tourmenté par une gastro-entérite, que des purgatifs drastiques avaient extrêmement aggravée. Son médecin les lui avait inutilement défendus. L'impatience de souffrir le rendait le jouet et la victime de tous les charlatans. Déjà plusieurs hémorrhagies du tube intestinal avaient failli le tuer, lorsqu'il vint à Plombières, au commencement de l'année 1825. Il était alors prêt à tomber dans le marasme : sa peau était d'un blanc mat, pénible à voir; son pouls était petit, dur et fréquent; sa langue rouge à la pointe, et les régions hypocondriaques tendues et très-douloureuses au toucher; les glandes mésentériques étaient considérablement tuméfiées.

M. B.... éprouvait le plus profond découragement; il attendait la mort, il la désirait même comme un terme à ses maux. Ce n'était que pour satisfaire sa famille, qu'il venait essayer un remède contre une maladie qu'il regardait comme incurable. Son estomac ne pouvait plus supporter aucune espèce d'alimens; il les rejetait tous. Ses selles rares étaient mêlées d'abondantes mucosités et suivies d'épreintes douloureuses.

M. B...., avait une si grande faiblesse, que les moindres efforts lui causaient des défaillances. Je m'attachai d'abord à lui rendre l'espoir qu'il avait perdu. Je lui expliquai comment de nombreux écarts de régime, comment le poison Leroi et quelques autres dont il avait fait usage, l'avaient amené à l'état auquel il se trouvait réduit. Je lui fis voir aussi l'influence fâcheuse que la tristesse pourrait exercer sur sa position. Je lui expliquai le mode d'action de nos eaux, dirigées contre sa maladie, et les effets heureux d'un régime sévère ; enfin je lui promis de le guérir, et il crut à mes promesses. C'était une grand pas de fait ; la connaissance de sa position et celle des causes qui l'avaient produite, l'espoir de retrouver la santé, de renaître à la vie, me donnèrent sur lui un empire que j'exerçai en despote. Je lui interdis tout aliment solide, je ne le nourris que de décoctions féculentes, mesurées d'abord à la cueiller, j'opposai à ses douleurs des fomentations émollientes et des ventouses scarifiées : je le mis bientôt en état de supporter nos bains, d'abord très-courts, puis suffisamment prolongés ; bientôt aussi il put digérer du lait, des farineux cuits à l'eau et au lait ; je lui fis manger ensuite des bouillons gélatineux ; bientôt aux promenades à âne sur nos montagnes, il put ajouter de longues promenades à pied. Il partit, après quarante bains, fort et rempli d'espérance ; il pouvait alors digérer des viandes blanches. Il continua quelques mois encore le régime qui lui avait été d'une si grande utilité ; et depuis il n'a pas cessé de jouir d'une santé parfaite.

Vingt-quatrième Observation.

M. le duc de V..... éprouva un violent chagrin, causé par la mort d'un homme qu'il chérissait (l'empereur Napoléon). Sous l'influence de cette profonde affection morale, son estomac, ses intestins s'enflammèrent. Il avait lutté toujours avec désavantage contre cette maladie, lorsqu'il vint me consulter à Plombières, pendant l'automne de 1826.

Sa langue n'offrait aucun signe particulier, le ventre était souple au toucher et point douloureux ; les selles étaient rares et sèches. M. le duc n'éprouvait aucune douleur de tête ; son esprit avait conservé toute sa vivacité, son caractère toute sa force, son jugement toute sa rectitude ; mais sans être tourmenté par de grandes douleurs, il vomissait ordinairement, tous les jours, une partie de ses alimens et beaucoup de mucosités ; il n'était pas encore très-maigre, mais il éprouvait une grande faiblesse musculaire, inséparable compagne des affections graves des organes de la digestion. La gastrite chronique était évidente ; M. le duc en reconnaissait l'existence avec tous les médecins qu'il avait précédemment consultés ; lui-

même, pour la combattre, s'était appliqué plusieurs fois des moxas sur le ventre.

Je lui prescrivis le régime sévère indiqué en
cas semblables, des bains, des ventouses, des
douches légères et un exercice proportionné à
ses forces. Il suivit exactement mes prescriptions,
au régime près, qui en était une des parties les
plus importantes. Il ne voulut point renoncer au
vin *généreux*, aux viandes noires, au café ; aussi
ne retira-t-il aucune utilité de nos eaux, qui cependant pouvaient le guérir, car il était bien moins
malade que M. B....., sujet de l'observation précédente. Il mourut au printemps suivant.

Vingt-cinquième Observation.

Mlle D.... de F...., vint à Plombières pendant
l'été de l'année 1825. Elle était alors âgée de dix-
huit ans. Elle avait pris, dans la pension où on la
fit élever, plusieurs médecines et plusieurs vomitifs
de *précaution*. De retour chez ses parens, elle se
plaignit de douleurs d'estomac, de digestions pénibles. Le médecin qu'elle consulta, croyant
qu'elle avait une faiblesse d'estomac, lui prescrivit des vins amers et une nourriture stimulante.
Les accidens de Mlle D..... augmentèrent; sa
gastrite devint bientôt boulimique ; bientôt aussi
elle commença de vomir. Alors on reconnut sa
maladie, et on luttait inutilement contre elle,
depuis près d'une année, lorsque, s'apercevant

qu'une tumeur dure et volumineuse s'était formée au pylore, on lui prescrivit les eaux de Plombières.

Mlle D..... était régulièrement développée, d'un tempérament lymphatique sanguin, et elle avait encore assez d'embonpoint, quoiqu'elle vomît tous les jours une grande partie de ses alimens.

L'épigastre était douloureux au toucher, la langue rouge à la pointe ; les selles étaient rares et les règles notablement diminuées.

M'étant assuré que Mlle D..... ne pouvait pas encore digérer les farineux, je lui prescrivis le lait pour seul aliment, et pour boisson des tisanes mucilagineuses. Je fis prendre, à Mlle D....., des bains tempérés et longs : bientôt elle put supporter la douche ; elle aida ces moyens par un exercice à pied, modéré, mais soutenu. Immédiatement après les règles, on lui appliqua quelques sangsues au bas-ventre ; bientôt les vomissemens cessèrent. Après un mois de traitement, Mlle D..... put ajouter des farineux à son lait ; et après deux mois de séjour à Plombières, la tumeur, qui s'était développée au pylore, n'était plus appréciable au toucher. Mlle D..... avait augmentée en poids de quatorze livres, depuis lors elle a joui d'une très-bonne santé.

Vingt-sixième Observation.

Madame la marquise de S....., âgée de trente-cinq ans, d'un tempérament sanguin nerveux, avait été vivement effrayée dans son enfance. Depuis cette époque, ses digestions furent toujours pénibles, toutes les émotions un peu fortes lui causèrent des nausées; et depuis bien des années déjà, la vue des mets qu'elle appétait le plus, l'arrivée d'un ami, l'obligation de se trouver dans une société un peu nombreuse, tout provoquait chez elle cette sensation si pénible de la nausée.

Madame de S. n'ayant pu se guérir chez elle de cette malheureuse disposition, vint à Plombières en 1826, où elle me consulta. L'abdomen n'était point douloureux au toucher; la langue n'était pas rouge aux bords; la menstruation était régulière; Mme de S. avait presque l'embonpoint et les forces de la santé; tout devait faire considérer sa maladie comme une névralgie, et bien des motifs paraissaient devoir indiquer l'emploi des sédatifs, si puissans contre beaucoup d'affections nerveuses. Tel ne fut point mon avis. Je ne crus pas qu'un estomac qui, depuis de nombreuses années, était continuellement excité par de douloureuses envies de vomir, pût être seulement en proie à une affection nerveuse. Je pensai que l'irritation morbide était partagée par toute la muqueuse, et je le crus d'autant mieux, que l'on rencontre souvent des gastrites aiguës très-intenses, sans rougeur de la langue, sans douleur à l'épigastre et sans réaction fébrile. Je prescrivis à Mme de S. des bains très-tempérés et prolongés, de fréquentes applications de ventouses scarifiées à l'épigastre, un régime très-doux, avec la recommandation de rejeter à l'instant tout aliment qui déterminerait des nausées. A tous ces moyens, Mme de S. ajouta l'exercice sur nos montagnes, en le proportionnant toujours à ses forces.

Quarante jours de ce traitement avaient suffi pour guérir Mme de S. d'une maladie que l'on pouvait, à raison de son ancienneté, considérer comme constitutionnelle ; mais six mois après avoir quitté nos eaux, cette dame s'étant exposée plusieurs jours de suite à un froid rigoureux, sa maladie reparut, moins forte cependant qu'elle n'était avant son séjour à Plombières.

Mme de S. fut obligée, par là, de revenir aux eaux l'année suivante ; je lui fis suivre un traitement semblable au premier, et il produisit d'aussi heureux résultats. A la fin de l'automne, Mme de S..... m'écrivit qu'elle jouissait de la santé la plus parfaite.

Vingt-septième Observation.

Mme la vicomtesse de M.... vint à Plombières, au commencement de l'automne de l'année 1826, pour se guérir d'une gastro-entérite chronique qui la tourmentait déjà depuis deux ans, et qui avait résisté jusqu'alors au traitement le mieux dirigé. Cette maladie était d'autant plus grave, qu'elle était survenue à l'époque de la ménopause, et que Mme de M.... était éminemment nerveuse. A son arrivée à Plombières Mme de M.... pouvait à peine faire quelques pas dans son appartement. M'ayant consulté sur sa position, je n'eus à lui prescrire que des bains très-tempérés et des promenades à âne et en voiture, son régime habituel étant on ne peut pas plus convenable.

Quelque prudemment administrée que fût notre eau, elle ne laissa pas que d'agiter beaucoup cette dame et de lui causer parfois des accidens nerveux très-pénibles : ces accidens mêmes auraient été de nature à m'obliger à lui faire suspendre l'usage de nos bains, si je n'avais eu la certitude que la moindre excitation pouvait développer chez elle des spasmes violens, qui ne laissaient point de traces après eux, tandis que notre eau minéro-thermale, en rétablissant l'action languissante de la peau, en s'opposant au surcroît de congestion viscérale que l'hiver pouvait occasionner, devait produire une amélioration durable ; c'est aussi ce qui eut lieu. De retour chez elle, Mme de M.... éprouva un soulagement bien marqué. Elle revint au commencement de l'été de l'année suivante.

Quoique mieux que l'année précédente, elle souffrait beaucoup encore, et elle éprouvait surtout une grande difficulté à marcher. Je fus obligé, cette fois, de lui prescrire un régime un peu plus sévère que celui qu'elle suivait à Paris. Cela ne suffit point; une saignée devint indispensable; je l'obtins avec des sangsues, la malade redoutant l'opération chirurgicale. J'ai revu Mme de M.... quelques semaines après son dernier séjour à Plombières, elle faisait aisément une demi-lieue à pied, et ses forces digestives avaient pris autant d'accroissement que ses forces musculaires.

Vingt-huitième Observation.

M. G...., de Nancy, d'une tempérament sanguin, âgé de soixante ans, était depuis long-temps tourmenté par une gastro-entérite chronique, accompagnée d'éructations nidoreuses et de dévoiement. Il vint à Plombières, au commencement de l'été de l'année 1828, et il me consulta sur l'emploi de nos eaux. D'après mes conseils, il prit des bains tempérés, des douches en arrosoir sur le ventre; il ne se nourrit que d'alimens légers, et s'abstint de boissons trop stimulantes; il allait passer une partie de la journée sur nos montagnes, dont l'air vif et pur convient tant aux personnes affectées d'inflammation chronique des viscères abdominaux. Ces accidens ayant cessé, il quitta Plombières, après un séjour de trois semaines; mais bientôt son mal reparaissant, il fut obligé d'y revenir. J'employai cette seconde fois les mêmes moyens que la première, et bientôt tous les accidens morbides disparurent. De retour chez lui, son mal, qui avait en apparence cédé à nos bains, se remontra avec plus de gravité peut-être qu'avant l'usage des eaux. Mais bientôt, à cet orage, succéda le calme le plus parfait.

M. G..... a éprouvé, d'une manière salutaire, ce que l'on appelle vulgairement le travail des eaux; cependant je suis persuadé que s'il avait sévèrement observé les prescriptions que ses médecins ordinaires et moi lui avions faites, il aurait facilement échappé aux chances toujours incertaines de ce travail vraiment critique.

Vingt-neuvième Observation.

Mme Gilot, de Plombières, âgée de quarante-deux ans, d'un tempérament lymphatique sanguin, mère de nombreux enfans, régulièrement réglée, eut, par suite d'un travail trop pénible et de purgatifs inopportuns, employés contre des *embarras gastriques*, une duodéno-hépatite chronique, qui bientôt développa une jaunisse générale. Attribuant la couleur ictérique de la peau, et tous les autres accidens de la duodéno-hépatite à l'abondance et à la mauvaise nature des humeurs, on purgea et repurgea cette malade à outrance, pendant trois années, sans lui prescrire aucun régime; on lui fit avaler, sous forme d'électuaires,

d'apozèmes et de pilules, tous les prétendus fondans et désobstruans que prodiguait l'ancienne
médecine. Mais ces substances ne pouvaient
qu'augmenter l'inflammation des intestins et du
foie; aussi, lorsque Mme G.... vint me consulter, avait-elle un flux cœliaque sans aucun mélange de bile; sa peau était d'un jaune noir, pénible à voir; le ventre était très-volumineux et
le foie considérablement hypertrophié. Le bord
antérieur de cet organe se sentait à un travers
de main au-dessous du bord des fausses côtes;
et, vers sa partie moyenne, il avait acquis, dans
une étendue de deux à trois pouces de circonférence, la dureté du squirrhe. Les règles avaient
presque complétement cessé; tous les habitans
de Plombières regardaient cette intéressante mère
de famille comme perdue.

Changeant de suite son régime, je lui prescrivis, pour tout aliment, le lait, et les farineux à
l'eau et au lait, et pour boisson des décoctions
mucilagineuses; je lui fis prendre, pendant tout
l'hiver, des bains longs et tempérés de notre eau
minérale; je couvris souvent la région épigastrique et l'hypocondre droit de ventouses scarifiées. J'eus quelquefois recours aux sangsues,
que l'ancienneté du mal et la faiblesse de la malade ne me permettaient d'employer qu'avec beaucoup de réserve. J'aidai tous ces moyens par des
douches légères sur toute l'habitude du corps et

sur la région du foie. Bientôt le dévoiement cessa, le ventre diminua de volume, et la couleur ictérique devint moins foncée; mais l'engorgement squirrheux persistant, j'appliquai un large séton immédiatement au-dessus de la région qu'il occupait, et je fis continuer les bains. En sept mois Mme G. fut parfaitement rétablie, èt elle n'a pas cessé depuis de jouir de la meilleure santé.

Trentième Observation.

Mme C...., de Vevay, âgée de cinquante et quelques années, de petite taille, avait joui constamment d'une bonne santé, lorsque la mort de son mari, la plongeant dans une affliction profonde, détermina chez elle une gastrite chronique intense, qui bientôt épaissit tellement les parois de l'estomac, que l'on sentait ce viscère comme s'il eût été moulé en plâtre. Les digestions étaient à peu près nulles et toujours très-douloureuses. C'était surtout vers la partie inférieure de l'œsophage et à l'orifice cardiaque, que la malade ressentait le plus de mal. L'épigastre était immédiatement peu sensible au toucher; mais, quelque temps après un tact léger, les douleurs devenaient beaucoup plus vives, et se soutenaient ainsi pendant plusieurs heures.

Mme C. était d'une extrême faiblesse et d'une maigreur voisine du marasme. Ses médecins,

MM. les docteurs Guisan et Convers fils, tous deux praticiens très-distingués, me l'adressèrent, à la fin de l'été 1829, regardant les eaux de Plombières comme la seule chance de salut qui restât à leur intéressante malade, mais tremblant toutefois qu'elle n'eût pas la force de soutenir le voyage. Heureusement leurs craintes ne se réalisèrent pas. Dès son arrivée à Plombières, je fis prendre à Mme C. cinq à six heures de bain par jour, en deux séances. Quelques applications de ventouses scarifiées à l'épigastre, quelques douches sur les membres et les parties solides du torse, un régime très-doux, une mastication parfaite et quelques promenades sur nos montagnes, rétablirent Mme C. au-delà de toutes nos espérances. Après cinq semaines de traitement, l'estomac avait repris presque toute sa souplesse première, les digestions étaient faciles, le teint était bon, les forces étaient revenues.

Mme C.... a fait usage encore de nos eaux en 1830. L'amélioration qu'elle avait obtenue l'année précédente s'est soutenue jusqu'à présent.

Trente-unième Observation.

A la suite de beaucoup de fatigues, Mme de M...., de Lausanne, âgée de quarante-neuf ans, ayant cessé d'être réglée depuis deux ans, éprouva des douleurs d'estomac, puis bientôt des vomissemens. Ces accidens s'aggravèrent beaucoup, et le médecin consulté par la malade, le savant et ingénieux docteur Mayor, reconnut l'existence d'un squirrhe du pylore.

Mme de M. me fut adressée au commencement de l'été de 1828. Elle était faible, considérablement amaigrie; elle ne pouvait plus rien digérer. Indépendamment d'une tumeur facile à reconnaître, et que je rapportai comme mon savant confrère à une dégénérescence squirrheuse du pylore, j'en trouvai une assez considérable à la partie inférieure du grand lobe du foie, mais qui, au dire de la malade, existait depuis de nombreuses années sans l'incommoder en rien.

Je prescrivis à Mme de M. des bains tièdes prolongés, deux applications par semaine de ventouses scarifiées à l'épigastre; pour toute nourriture et pour unique boisson du lait coupé avec moitié d'eau de mauve, et quelques douches légères sur les membres et le dos. En très-peu de jours, Mme de M. éprouva un mieux très-sensible. Au bout de vingt jours elle pouvait se promener sept heures de suite sur nos montagnes.

Elle quitta alors Plombières, mais y revint à la fin de novembre de la même année, continuant toujours à se nourrir de lait coupé d'eau de mauve. Cette fois, aux bains et aux ventouses scarifiées, j'ajoutai des moxas superficiels sur la région malade. Mme de M. passa encore cinq semaines à Plombières; de retour chez elle, elle entretint ses moxas pendant plusieurs mois, et elle ajouta à son lait coupé quelques échaudés qu'elle digéra parfaitement bien. J'eus le plaisir de revoir chez elle, l'année suivante, cette excellente mère de famille, cette femme, sous tous les rapports, l'une des plus recommandables; elle était guérie, et aujourd'hui encore elle jouit de la meilleure santé.

Trente-deuxième Observation.

Mme D...., de Lausanne, âgée de trente ans environ, peu abondamment réglée, extrêmement irritable, petite, assez bien musclée; brune, mais ayant la peau très-pâle, était depuis plusieurs années sujette à des vomissemens accompagnés d'accidens nerveux très-graves. Tous les remèdes avaient été inutilement employés, ou plutôt leur luxe avait nui beaucoup à la malade. Elle vint à Plombières, et me consulta en 1828 et 1829; je reconnus chez cette dame une surexcitation gastrique, qui, souvent et d'une manière instantanée, passait à une véritable atonie; enfin, quelques autres symptômes me firent penser qu'à ces accidens se surajoutait une légère irritation du cerveau.

Je prescrivis à Mme D... un régime doux, autant d'exercice en plein air qu'elle pourrait en supporter sans fatigue, des bains tièdes et de l'eau du Crucifix en boisson, à la dose d'un à cinq ou six verres, lorsque la pâleur de la langue, la fai-

blesse du pouls et l'insensibilité complète de l'épigastre me faisaient reconnaître l'utilité de cette
médication, à laquelle je substituai les boissons
émollientes, la diète et quelques autres moyens
analogues, quand les signes de l'irritation gastrique venaient à prédominer. J'ai revu depuis
Mme D..., jouissant d'une santé parfaite.

Trente-troisième Observation.

Mme R.... de Genève, âgée de cinquante-sept
ans, me fut adressée par le savant et célèbre docteur Butini, dans le courant de l'été de 1829. Cette
dame avait éprouvé quelques dérangemens dans
ses digestions, et un médecin, à la campagne,
lui ayant fait prendre pour cela de l'émétique,
tous ces accidens s'aggravèrent beaucoup. Quelques
semaines après, Mme R... alla consulter M. Butini,
qui reconnut chez elle une tumeur au lobe moyen
du foie, assez grosse pour qu'on pût l'apercevoir
à travers les vêtemens de la malade; l'épigastre
était douloureux et le teint ictérique.

M. Butini ordonna à Mme R... d'arriver en toute
hâte à Plombières où je dirigeai sa cure.

J'aurais voulu débuter par une large application de sangsues, tant à l'épigastre que sur la tumeur; mais la malade n'y consentit point. A des
bains tièdes de trois à quatre heures de durée, à
un régime doux et peu abondant, Mme R... voulut
que j'ajoutasse la douche dès les premiers jours;

je la prescrivis faible et de courte durée, sur les membres et sur le dos, mais on la prit forte et longue sur la tumeur. Une inflammation des plus douloureuses fut le résultat de cette imprudence. Trente sangsues, *loco dolenti*, en triomphèrent, et diminuèrent de moitié la tumeur. Huit jours après, une même imprudence amena des résultats semblables, et de nouvelles sangsues produisirent une amélioration aussi marquée que la première fois.

Après quarante bains, Mme R... partit complètement débarrassée de sa tumeur. Je l'ai revue depuis à Genève et à Plombières; sa santé s'est parfaitement soutenue.

Cette observation prouve combien il peut être avantageux quelquefois de ramener à l'état aigu une inflammation chronique, mais, dans ce cas, Mme R... a joué sa vie à la loterie la plus hasardeuse; et jamais médecin prudent ne tentera de même la fortune.

Trente-quatrième Observation.

GASTRO-ENTÉRITE-CHRONIQUE. *HYPERTROPHIE DU FOIE ET DES GLANDES MÉSENTÉRIQUES.*

Mme de M..., âgée de trente ans environ, grande et bien développée, avait dès l'âge de quatorze ans, époque de sa première menstruation, commencé à souffrir de violentes douleurs

d'estomac et d'intestins, qu'une médecine incendiaire ne fit qu'aggraver. A ces douleurs se
joignirent bientôt une foule d'accidens nerveux.
Aux médicamens, on ajouta l'usage d'un grand
nombre d'eaux minérales à l'intérieur et à l'extérieur, mais le tout inutilement.

Lorsque Mme de M... vint pour la première
fois à Plombières, en 1828, elle avait le ventre
proéminent comme celui d'une femme grosse de
huit à neuf mois, et, depuis bien des années, il
ne diminuait plus; il était extrêmement douloureux au toucher, le grand lobe du foie descendait
jusqu'au niveau de l'ombilic; on sentait dans le
reste du ventre un grand nombre de glandes qui
avaient, pour la plupart, la grosseur d'une noix.

Mme de M... éprouvait de vives et continuelles
douleurs dans l'hypocondre droit et dans la région hypogastrique; ses digestions lui causaient
de grandes souffrances, sa langue était rouge au
pourtour, ses selles étaient rares, sanguinolentes et
muqueuses; elle était mal réglée et perdait beaucoup en blanc.

Les moindres impressions lui causaient des accès
de rires ou de pleurs convulsifs; elle avait souvent
de violentes crises nerveuses.

Je prescrivis un régime sévère, des boissons
émollientes, des bains prolongés et des saignées
capillaires, obtenues ordinairement à l'aide de
ventouses scarifiées, quelquefois à l'aide de sang-

sues. Ces saignées furent répétées d'abord deux fois par semaine, plus tard on les éloigna davantage.

Mme de M..., après un séjour de six semaines à Plombières, continua, de retour chez elle, le traitement qu'elle avait commencé ici, et le suivit avec la plus grande sévérité.

Bientôt les accidens nerveux disparurent, bientôt aussi les douleurs diminuèrent beaucoup.

Au mois de mai de l'année suivante, Mme de M... revint à Plombières. Elle était pâle et faible, mais elle n'éprouvait plus de douleurs qu'alors qu'on la palpait ; le foie avait conservé son grand volume, les glandes mésentériques étaient toujours hypertrophiées.

Quelques bains de nos eaux rendirent des forces à Mme de M...., et firent disparaître sa pâleur. J'eus alors recours aux moxas superficiels, appliqués sur les régions abdominales les plus malades ; cette dame les supporta très-bien ; elle en eut jusqu'à treize en suppuration à la fois.

Après six semaines de séjour à Plombières, Mme de M... retourna chez elle, prit de temps en temps quelques bains, continua son régime ; de loin en loin elle se fit poser des ventouses et se fit appliquer de nouveaux moxas jusqu'au printemps de l'année suivante, époque à laquelle elle revint à Plombières.

Son ventre avait reprit son premier volume

et perdu toute sa sensibilité, ses digestions étaient faciles, ses selles étaient bonnes, le foie et les glandes mésentériques étaient revenues à leur état normal, les règles arrivaient à époque fixe et sans douleurs, en un mot Mme de M... était guérie, et maintenant encore elle jouit d'une santé parfaite.

Trente-cinquième Observation.

Mlle Marie P., de Plombières, âgée de vingt et quelques années, d'un tempérament lymphatique, peu abondamment réglée, avait, en 1828, une gastrite chronique peu intense, que le médecin qui la soignait combattit à l'aide de purgatifs et de tartre stibié. Bientôt, sous l'empire de cette médication, le mal s'aggrava beaucoup, et lorsqu'en automne Mlle P. vint me consulter, elle était d'une maigreur extrême; elle avait les traits fortement décomposés : c'était un spectre ambulant, et chacun la regardait comme destinée à une mort prochaine. Ses règles ne paraissaient plus; sa langue était très-rouge à la pointe, son épigastre très-douloureux au toucher, son pouls petit, vite et serré. Ses digestions étaient des plus pénibles; du reste elle n'observait aucun régime.

Pendant les six premières semaines de son traitement, je prescrivis du lait caillé *pour unique nourriture*. Plus tard, des farineux à l'eau et au lait. Pendant les huit premiers mois, Mlle Marie

P. prit deux bains tièdes par jour, d'une heure et demie à deux heures de durée.

Bientôt ses accidens diminuèrent d'intensité; ses traits, d'abord contractés par la souffrance, reprirent leur expression habituelle; son marasme aussi disparut. Au bout de huit mois de traitement, Mlle Marie P. digérait assez facilement le laitage. Elle avait repris presque l'embonpoint de la santé; mais pour peu qu'elle s'écartât de son régime, de violentes douleurs à l'épigastre venaient promptement l'en faire repentir. J'appliquai alors un petit moxa superficiel sur la région malade. Il produisit une prompte amélioration; Mlle Marie P. l'a remplacé depuis par un exutoire au bras. Il n'y a qu'un an que ses règles se sont rétablies. Elle mange des viandes légères; mais le laitage est encore ce qui lui réussit le mieux. Elle a du reste depuis long-temps retrouvé toutes ses forces. Nos bains, le régime sévère qu'elle a eu la constance de suivre, les ventouses scarifiées et les exutoires l'ont arrachée à une mort inévitable sans cela.

Si chez cette malade, nos bains minéraux en modifiant, en activant les fonctions de la peau, ont exercé une heureuse influence, le lait caillé n'a pas été moins favorable. Il agissait sur le tube intestinal à cause de sa légère acidité, d'une manière diamétralement opposée à celle de nos eaux sur la peau. Au lieu d'exciter la sécrétion du suc

gastrique et des mucosités des intestins, il diminuait cette sécrétion autant du moins qu'un aliment peut le faire; il jouait ici le double rôle
d'aliment et de sédatif.

Trente-sixième Observation.

GASTRO-ENTÉRO-HÉPATITE CHRONIQUE.

Mme G., de Plombières, âgée de quarante ans
environ, avait depuis long-temps des douleurs
d'estomac, des digestions difficiles, de fréquens
dévoiemens; mais comme son appétit se soutenait, qu'elle était grasse et forte, elle accordait
bien peu d'attention aux soins qu'exigeait son
état : aussi finit-il par empirer beaucoup et par
la mettre dans la nécessité de recourir à mes
conseils. Depuis quelques mois tous les accidens
s'étaient aggravés, Mme G. avait beaucoup maigri,
elle était faible, son teint était ictérique, sa langue
rouge aux bords et saburrale dans le reste de
son étendue : son ventre était très-volumineux.

En palpant cette dame, je reconnus une grande
sensibilité de la région épigastrique et de l'hypocondre droit; le foie descendait beaucoup au-
dessous des côtes. Antérieurement il était presqu'au niveau de l'ombilic, il avait la dureté du
squirrhe; du reste Mme G. était encore réglée.
Je prescrivis un régime doux et peu abondant,
nos bains tièdes et des applications réitérées de

ventouses scarifiées sur les régions malades. Plus tard j'appliquai un séton sur la tumeur du foie. Mme G. continua ses bains, son régime, et depuis dix ans sa santé est parfaitement rétablie. Certes, ici le séton a une grande part à la guérison de cette dame, mais je suis convaincu que sans l'usage de nos bains, elle aurait été beaucoup plus long-temps malade, peut-être même aurait-elle succombé à son mal.

Remarquons que le séton agissant comme le cautère sur le tissu cellulaire, organe alcalin comme le foie, doit avoir sur ce dernier une action bien plus puissante que celle du vésicatoire qui n'intéresse que la peau. Cette action du reste est partagée aussi par le moxas dont les anciens tenaient un si grand compte qu'ils regardaient comme incurables les maux que le feu ne pou-vait guérir. « *Quod ignis non sanat insanabile,* » disaient-ils.

Trente-septième Observation.

Mme Ac. T. de Genève me fut adressée il y a dix ans pour la première fois par le docteur Bu-tini. Cette dame, âgée de 70 ans environ, avait une forte irritation du tube intestinal, sous l'in-fluence de laquelle s'étaient développées des tu-meurs abdominales d'un grand volume. Elles étaient dures, inégales, insensibles au toucher. l'une d'elles existait dans le voisinage de la branche ascendante du colon, l'autre au-dessus du pylore et la troisième plus à gauche, semblait se confondre avec la rate. Ces tumeurs dues probablement à l'hypertrophie de glandes mésentériques, rendaient fort grave la position du Madame Ach. On avait à craindre qu'en s'abcédant elles tuassent promptement cette dame.

Je compris que dans un cas de cette nature l'usage interne des eaux ne pourrait qu'être funeste, qu'aggraver l'inflammation des intestins, que redoubler l'activité du travail morbide qui s'opérait dans les glandes mésentériques. Je compris qu'il fallait opposer à l'entérite un régime sévère observé pendant toute la durée de la vie de la malade, car je n'avais pas l'espoir, qu'à un âge aussi avancé, nos eaux pourraient donner au système absorbant une puissance capable de ramener les glandes hypertrophiées à leur état primitif: je dus donc les considérer tout d'abord comme des ennemis qui menaceraient Mme Ac. pendant le reste de son existence.

Aux bains tièdes de deux heures de durée, à un régime n'admettant que des légumes, de la viande blanche et des fruits fondans, tels que le melon, les fraises, les pèches et les raisins, j'ajoutai la prescription d'un exercice modéré mais soutenu, toujours en rapport avec les forces. Plus tard je prescrivis des douches sur les parties solides du corps, mais la malade quelque peu indocile les prit aussi sur les tumeurs abdominales et heureusement pour elle, elle n'eut pas à s'en repentir. Après deux saisons de nos eaux Mme Ach. retourna chez elle parfaitement bien. Elle avait repris le coloris et les forces de la santé. Ses digestions étaient faciles. Le dévoiement et les coliques qui la tourmentaient à son arrivée avaient complètement disparu mais les tumeurs avaient résisté.

Pendant dix ans Mme Ach. revint chaque année à nos eaux. Elle arrivait toujours faible, pâle mais en peu de jours, l'air de nos montagnes, l'effet tonique de nos bains et le bonheur de retrouver un remède à ses infirmités, lui rendaient toutes ses forces. Elle se débarrassait ainsi du renouvellement d'irritation intestinale qu'amenaient le froid et l'humidité de l'hiver, saison si fatale aux vieillards, qu'amenaient aussi des écarts de régime, auxquels la conviaient chaque jour d'imprudens amis, en prétendant qu'à son âge il fallait des alimens chauds pour se soutenir.

L'année dernière cette dame que regretteront long-temps tous ceux qui l'ont connue et qui ont pu apprécier comme moi toutes ses rares qualités, l'année dernière se laissant aller à ces malheureux conseils, prenant des glaces, des vins *généreux* elle raviva l'inflammation abdominale que nous combattions depuis dix ans et elle arriva très-malade à Plombières.

Je lui défendis les douches, mais je ne pus réussir à la persuader du mal qu'elles pourraient lui faire, tout ce que j'obtins ce fut qu'au moins elle ne les prendrait pas sur le ventre.

Mme Ach. se plaignait alors d'une douleur simulant une sciatique de la cuisse droite. Mais cette douleur remontait jusque dans l'aîne, et vu le dépérissement de la malade, l'état habituellement fébrile de son pouls, quoique le toucher ne fît reconnaître aucune modification dans les tumeurs du ventre, on avait à craindre leur dégénérescence cancéreuse.

Mme Ach. fit alors une chute violente. Elle tomba de sa hauteur sur le pavé. Dès ce moment tous ses accidens redoublèrent et elle arriva mourante à Genève, où mes habiles confrères crurent pendant quelques jours avoir affaire aussi, entre autre chose, à une sciatique grave; mais bientôt la fluctuation vint prouver que les glandes étaient en suppuration et que les jours de Mme Ach. étaient comptés. On ouvrit la tumeur ce qui n'empêcha pas la malade de succomber quelque temps après. Elle avait plus de 80 ans. Cette observation est remarquable en ce qu'elle montre combien dans les graves affections abdominales nos eaux conservent de puissance, même chez les personnes âgées. Mais n'est-ce pas aux vieillards principalement qu'elles conviennent? En rétablissant les fonctions languissantes de leur peau, de leurs reins, de tous les organes acides, ne sont-elles pas pour eux une véritable fontaine de jouvence? Si tous mes lecteurs ne sont pas pénétrés de cette vérité, si chaque jour des faits nombreux ne viennent pas la confirmer, c'est que d'une part je n'aurai pas clairement exposé mes opinions et que d'une autre il n'y aura plus de certitude scientifique.

Quoique l'observation suivante n'appartienne pas au même genre de maladies que celles qui la précèdent, je crois devoir terminer par elle ce chapitre, afin d'appeler l'attention de mes confrères sur certaines fièvres intermittentes, qui, fort légères en apparence, produisent cependant les désorganisations les plus graves.

Trente-huitième Observation.

CARDITE INTERMITTENTE, SUIVIE D'HYPERTROPHIE DU FOIE.

Mme N....., d'Herpont, vint à Plombières dans le courant de l'été de l'année 1829, pour se guérir d'une hépatite chronique très-grave, qui avait amené un énorme développement du foie.

Ce viscère occupait tout l'abdomen et me parut devoir peser de quinze à vingt livres. Mme N...., âgée de trente ans environ, grande, brune, très-irritable, était alors fort maigre, son teint était d'un jaune foncé, sa langue était saburrale dans le milieu et rouge au pourtour. Tout le ventre était douloureux au toucher. Les selles étaient blan-châtres et muqueuses; les règles n'étaient point supprimées. La maladie de Mme N. datait de trois ans déjà.

Elle avait consulté d'habiles médecins, mais aucun n'avait pu triompher de la maladie du foie qui était arrivée au point de compromettre gravement sa vie.

Je lui prescrivis d'abord neuf heures de bains par jour, en deux séances, quelques applications de ventouses scarifiées sur l'abdomen, des boissons émollientes et un régime doux et peu abondant. J'obtins ainsi quelque amélioration.

Comme la maladie de Mme N.... était très-grave, je visitais plusieurs fois par jour cette malade : je remarquai bientôt, que vers deux heures de l'après-midi, elle éprouvait habituellement d'assez fortes palpitations. J'en fis l'observation à cette dame, et je la priai de me raconter de nouveau son histoire, sans omettre, autant que possible, la moindre circonstance.

J'appris alors que, pendant plusieurs mois, elle avait été obligée de voir, tous les après-midi, une femme qu'elle haïssait beaucoup; bientôt elle eut des spasmes violens, qui se reproduisirent toujours à peu près aux mêmes heures, lorsqu'elle fut délivrée de la présence de son ennemie; bien-tôt ses digestions se dérangèrent, bientôt aussi son foie commença à augmenter de volume, et depuis,

les accidens nerveux ayant cessé, elle et ses médecins n'avaient point fait attention aux palpitations, du reste exemptes de douleurs, qui avaient
remplacé les accès spasmodiques.

Je compris dès-lors le peu de succès que l'on
avait obtenu chez Mme N.. des soins qu'on lui
avait prodigués, et, négligeaut l'état du foie,
tout en continuant les bains prolongés, je combattis l'irritation intermittente du cœur par des
lavemens de sulfate de quinine et par des frictions de pommade stibiée. J'obtins promptement
une amélioration marquée. Lors du départ de
Mme N..., je lui mis deux sétons à l'hypocondre
droit, et dans une notice très-détaillée, je fis part
à son médecin de l'heureuse découverte que j'avais
faite. On suivit mes conseils, et deux mois après, le
mari de cette intéressante mère de famille m'écrivit
que les palpitations avaient complètement cessé,
que le foie était diminué des deux tiers, que les
digestions étaient faciles et que tout présageait une
prompte guérison.

CHAPITRE XIII.

HYDROPISIES.

La plupart des auteurs qui ont écrit sur les eaux de Plombières, les considèrent comme nuisibles aux hydropiques, et certes il y a beaucoup d'hydropiques auxquels nos eaux ne pourraient apporter aucun soulagement; ce sont tous ceux dont l'hydropisie n'est qu'un des symptômes d'une lésion organique grave et incurable. Toutes les fois, au contraire, que cette maladie reconnaît pour cause une fièvre intermittente, une simple lésion dans les fonctions de la peau ou des voies urinaires, une suppression de règles, alors nos eaux peuvent convenir, non pas en bains qui ne feraient qu'aggraver tous les accidens, à moins de les prendre très-chauds et courts, mais en étuves dont on proportionne le nombre, la fréquence et la durée aux forces des malades.

Les étuves alors, en rétablissant les fonctions de la peau, ramènent aussi à l'état normal celles du tube digestif et des reins, organes acides comme la peau, doués par conséquent comme elle, ainsi que nous l'avons déjà vu, de la faculté de produire de l'électricité négative.

Mais avant de prescrire l'étuve comme moyen à opposer à l'hydropisie, étudions bien d'abord, les lésions qui se sont opérées dans les sécrétions du malade. Sans cette connaissance préliminaire, en effet, nous pourrions redoubler les maux que nous étions appelés à guérir. L'observation suivante, quoiqu'étrangère à l'action de nos eaux, prouvera l'importance de cette règle.

Trente-neuvième Observation.

ANASARQUE.

M. H., maître de poste à Plombières, âgé de 40 ans environ, sujet depuis de nombreuses années à des palpitations qui le forcent à recourir à d'assez fréquentes saignées, a en outre une irritation chronique du tube intestinal, qui l'oblige à se nourrir d'alimens doux, et à se priver depuis long-temps de boissons alcooliques.

Désireux de sortir de cet état de demi-souffrance qu'entretiennent des occupations trop actives et quelques imprudences, M. H. se confia aux soins d'un médecin homéopathe qui lui promit, qu'à l'aide de ses poudres, il pourrait à l'avenir manger de bonnes viandes, boire de bons vins, et échapper à cette pénible obligation de s'observer toujours et de se faire saigner tous les trois ou quatre mois.

D'abord ce traitement produisit les meilleurs

éffets. On criait déjà au miracle, quand l'œdème des extrémités inférieures d'abord, puis celui de tout le corps vinrent fournir une preuve de plus de la vérité des doctrines d'Hahneman.

Alors on essaya les diurétiques, mais ils furent sans effet. M. H. était depuis plusieurs mois dans ce triste état, quand il me rappela à son aide. Une saignée du bras, une application de sangsues à l'anus et un régime doux et peu abondant, étaient restés sans effet.

Des sueurs excessives, mais non acides, et en cela semblables à celles de la plupart des malheureux tourmentés par la fièvre hectique, ne produisirent non plus aucune amélioration. Le son mat, propre à la région du cœur, était entendu dans un espace tel que l'on devait croire à un commencement d'épanchement dans le péricarde.

J'attribuai tous ces désordres à la maladie habituelle de M. H., à l'irritation gastro-intestinale, qu'un régime incendiaire avait augmenté beaucoup, et je lui prescrivis le lait caillé pour tout aliment et pour tout remède.

Ce lait caillé, en diminuant l'état d'éréthisme des voies digestives, rendit aux reins leur puissance sécrétoire avec une telle énergie, qu'en moins de quatre jours, l'anasarque qui durait depuis près de six mois, fut entièrement guéri. Alors aussi disparurent ces sueurs que j'avais pu regarder d'abord comme une crise heureuse et qui n'étaient dues qu'à des réactions morbides. Il est évident que chez M. H., nos étuves n'auraient fait qu'aggraver son mal en affaiblissant la peau, en surexcitant le cœur et en laissant subsister l'irritation abdominale contre laquelle le lait caillé s'est montré si puissant.

Quarantième Observation.

ASCITE.

Mme d'A...., âgée de quarante-deux ans, de taille moyenne, vint à Plombières, à la fin de juillet 1832, pour combattre, à l'aide de nos eaux, une ascite très-développée, accompagnée d'œdème des extrémités inférieures.

Mme d'A... était encore bien réglée, mais elle éprouvait depuis long-temps des douleurs dans les régions inguinales, qui augmentaient d'intensité à chaque époque menstruelle ; ces douleurs nécessitèrent une recherche des causes qui les occasionnaient, et on reconnut qu'elles étaient dues au développement de deux tumeurs fibreuses probablement implantées sur les ovaires. Bientôt l'hydropisie abdominale vint s'ajouter aux maux de cette intéressante malade.

M. le docteur Vericelle, l'un des hommes dont la médecine de Lyon s'honore le plus, consulté alors par Mme d'A...., crut devoir attribuer l'ascite aux tumeurs dont je viens de parler. Il pensait

(118)

sans doute que l'inflammation chronique, qui pré-
sidait à leur développement, s'était propagée au
péritoine, et il crut que la guérison de la malade
dépendait de la résolution de ces tumeurs.

Il essaya d'abord les diurétiques sous toutes les
formes, et n'en ayant point obtenu de succès durable, il conseilla les eaux de Plombières.

Mme d'A.... était si mal à son départ, que chacun la croyait perdue. Le voyage lui fit déjà beaucoup de bien, en ce qu'il augmenta d'une manière notable la quantité d'urine. Cependant, à
son arrivée ici, Mme d'A.... ne pouvait pas encore
se tenir couchée.

Mme d'A.... croyait que des bains et des douches, surtout dirigées sur les régions inguinales,
où, depuis long-temps, le toucher ne pouvait
plus reconnaître les tumeurs, à cause de la trop
grande distension des tégumens abdominaux ;
Mme d'A.... croyait, dis-je, que les bains et les
douches devaient la guérir : aussi elle et sa famille
furent-elles fort peinées lorsque je leur en décon-
seillai l'usage, lorsque je leur affirmai que les
bains augmenteraient l'ascite et changeraient
promptement l'œdème des jambes en anasarque ;
lorque je leur dis que dans un cas semblable les
douches ne pouvaient être d'aucune espèce d'utilité.
Je proposai de susbtituer à ces remèdes des étuves
proportionnées à la faiblesse de Madame d'A, et
un premier bain ayant confirmé mes prévisions,
on consentit à suivre tous mes conseils.

J'espérais bien, à l'aide d'une excitation soutenue de la peau, diminuer et faire même peut-être
momentanément disparaître l'ascite et l'œdème des
extrémités inférieures ; mais comment remédier
aux causes qui les avaient produites, et quelles
étaient ces causes ? Je ne croyais pas que l'hypertrophie des ovaires dût en être accusée. Rien
n'annonçait la dégénérescence cancéreuse de ces
organes. Les douleurs dont ils avaient été le siége,
avaient depuis long-temps cessé. Sachant combien
les fièvres intermittentes, alors même qu'elles paraissent très-légères, peuvent entraîner de graves
désordres, je demandai à cette dame si elle n'en
avait pas été attaquée quelque temps avant sa maladie actuelle. Mme d'A... m'apprit que l'année
précédente, tous les deux jours, à deux heures
après-midi, elle avait eu de légers frissons, et
qu'actuellement encore, à la même heure, elle
éprouvait un malaise auquel la gravité de son état
l'empêchait de songer. Sur la certitude bientôt
acquise de la persistance de cette fièvre, j'établis
mon diagnostic, et j'augurai bien dès-lors de la
malade. En effet, les étuves administrées tous les
deux jours, le sulfate de quinine à doses proportionnées à la susceptibilité des voies digestives,
quelques applications de ventouses scarifiées sur
l'abdomen et deux moxas superficiels, triomphèrent de tous les accidens de Mme d'A....,
moins des tumeurs des ovaires, qu'elle conservera

long-temps encore, mais qui ne sont plus le siége
d'aucune douleur et qui n'entravent en rien les
fonctions du péritoine.

Ce fait rapproché, de la première observation
que je rapporte au commencement de cet ouvrage,
montre quel parti puissant on peut tirer de nos
étuves dans le traitement d'hydropisies graves,
mais occasionnées cependant par des lésions qui
n'intéressent pas, ou qui n'intéressent pas d'une
manière incurable des organes essentiels à la vie.

Quarante-unième Observation.

ANASARQUE.

M. C., de Rueaux, près Plombières, âgé de
quarante ans environ, d'une taille et d'une constitution herculéennes, grand chasseur, était, depuis plus d'un an, tourmenté par une anasarque,
produite sous la double influence d'un état plé-
thorique et de nombreux refroidissemens. Il
avait eu recours contre ce mal à tous les empiriques de sa connaissance, et il avait mis son
estomac aux plus rudes épreuves, en l'abreuvant
des remèdes incendiaires de ces charlatans. Après
avoir épuisé tous leurs secrets, il vint me trouver. Deux saignées du bras, un régime doux et
quinze étuves de vingt minutes à une demi-heure
de durée, le débarrassèrent de son mal.

Depuis long-temps on savait que la chaleur, appliquée à la peau, pouvait vider rapidement l'estomac, de l'eau dont on l'avait gorgé dans un des supplices de la question. Il n'est donc pas étonnant que le même moyen débarrasse le péritoine ou le tissu cellulaire de la sérosité qui y est accumulée. Aussi dans les cas que je viens de citer, des étuves ordinaires auraient probablement produit d'aussi puissans effets, si elles avaient été administrées du moins dans un lieu aussi élevé que Plombières. Mais je n'ai pas besoin de revenir ici sur ce que j'ai dit déjà de l'influence de la pression atmosphérique. J'ai guéri plusieurs autres hydropisies, à l'aide seulement de cataplasmes chauds de pommes de terre, appliqués sur les cuisses et le bas-ventre des malades, soit tous les jours, soit tous les deux jours, et renouvelés pendant deux et trois heures de temps, de manière à provoquer une abondante sueur. Alors je prescrivais aussi des boissons diffusibles et chaudes, telle que l'eau de tilleul, de manière à seconder les applications externes.

CHAPITRE XIV.

MALADIES CHRONIQUES DES REINS ET DE LA VESSIE.

Au commencement de cet ouvrage, à l'occasion des fonctions de la peau et du tube intestinal, nous avons dû parler des connexions étroites qui unissent ces organes aux reins, aux urétères et à la vessie. Nous avons montré ces derniers comme devant être comptés avec les premiers, au nombre des principales sources de l'électricité négative du corps, et nous avons vu, que d'après les ex périences de mon frère, l'urine cessait d'être acide alors que la transpiration cutanée ne l'était plus.

Or, tous les médecins ont observé depuis long-temps, combien les maladies des reins et de la vessie, les affections calculeuses surtout, étaient communes chez les goutteux. La raison en est facile à comprendre. Chez les goutteux, en effet, les fonctions de la peau ne sont pas assez actives, pour éliminer du corps les substances acides qu'elles devaient excreter. Les fonctions des reins sont affaiblies en même raison ; l'urine n'est plus acide ou ne l'est pas assez, dès-lors il y a précipitation de phosphate de chaux et de phosphate ammoniaco magnésien, qui entraînant avec eux plus ou moins de matières animales, peuvent devenir la base d'une foule de calculs et l'origine d'inflammations aussi douloureuses que graves.

Une constitution goutteuse, l'habitation d'une maison humide et sombre, le défaut d'exercice, des passions tristes, l'abus des plaisirs vénériens, celui des liqueurs alcooliques, les maladies des organes génitaux, celles du tube intestinal, telles sont les principales causes des maladies des reins et de la vessie.

Souvent ces affections se compliquent d'une irritation primitive ou secondaire de la moelle épinière. Dans tous les cas, ce dernier accident mérite une attention soutenue.

Quelque soit la cause qui détermine ces maladies, alors qu'elles sont encore du domaine de la médecine, nos eaux sont un des plus puissans moyen de les combattre. Mais pour que leur action soit le plus efficace possible, il est nécessaire de les seconder par un régime approprié à la nature et à l'intensité du mal.

Si donc le point de départ de la maladie est une excitation des voies digestives, ou si elles sont irritées consécutivement aux voies urinaires, un régime peu abondant et composé des alimens les plus doux, est alors indispensable. A lui seul il exercera souvent contre le mal, une grande et heureuse influence, mais à lui tout seul il suffira bien rarement à amener la guérison.

Dans les cystites et les néphrites chroniques

nos eaux minérales froides ou chaudes, suivant les cas, conviennent parfaitement en boisson, alors du moins que le tube intestinal peut les supporter. En effet ces eaux légèrement alcalines, en augmentant les sécrétions acides du tube intestinal, peuvent exercer une action semblable, mais sympathique sur les reins et la vessie, en même temps qu'elles augmenteront la quantité de l'urine sécrétée par les reins, et qu'elles produiront, lors de leur sortie, un jet plus considérable qui entraînera facilement de petits graviers antérieurement formés.

Les bains chauds, les douches générales et locales sont aussi parfaitement indiqués alors: ce sont les meilleurs, les plus puissans moyens à opposer à ces maladies.

Mais quelque avantageuse que soit l'action de nos eaux contre les cystites et les néphrites chroniques, on doit souvent leur adjoindre, indépendamment du régime, le secours si puissant des saignées locales, surtout lorsqu'il y a complication de myélite. Les applications de ventouses scarifiées ou de sangsues sur les régions lombaire, hypogastrique et périnéale, impriment souvent au traitement, la marche la plus rapide et la plus heureuse.

Quarante-deuxième Observation.

M. le baron D...., Anglais, d'un tempérament lymphatique, âgé de soixante-cinq ans, vint à

Plombières en 1826, pour se guérir d'un catarrhe de la vessie fort ancien et assez grave. Son urine était abondante, mais puriforme et très-fétide; il éprouvait souvent, lorsque la température devenait humide et froide, des douleurs gravatives à l'hypogastre et dans les lombes; elles étaient alors fréquemment suivies de difficulté d'uriner.

Je prescrivis à ce malade l'abstinence des liqueurs fortes et des viandes noires, la boisson de l'eau savonneuse et du petit lait, des bains chauds et tous les deux jours des ventouses légèrement scarifiées sur les régions lombaire et hypogastrique; je lui fis porter des vêtemens de laine sur la peau, et je lui commandai un exercice modéré mais soutenu.

Sous l'influence de ce traitement, M. D.... obtint, en quelques jours, une si grande amélioration, que son urine, redevenue parfaitement transparente, ne laissait pas même apercevoir d'énéorème; mais ne pouvant pas résister à l'attrait qu'avaient pour lui les viandes noires et les vins généreux, il n'obtint qu'un soulagement momentané au lieu d'une guérison solide.

Il est impossible de guérir un malade qui s'obstine à demeurer sous l'empire des causes qui ont développé son mal.

Quarante-troisième Observation.

M. C., de Chaumont, près de Reims, âgé de vingt ans, bien développé, ayant conservé assez d'embonpoint, était depuis près de sept ans tourmenté par une néphrite intermittente des plus graves. A la suite d'un jour ou deux au plus de calme, la maladie s'annonçait par des douleurs sourdes dans la région lombaire; après être restées quelques heures au même degré, devenant plus intenses, elles suivaient le trajet des uretères et s'emparaient de la vessie. Bientôt tout le ventre devenait excessivement douloureux, le malade avait de continuels vomissemens et de fortes épreintes. Il urinait fréquemment, mais peu à la fois, et son urine était sanguinolente.

Ce triste état durait souvent plus d'un jour, puis, peu à peu, le mal diminuait, les urines alors devenaient sédimenteuses. Enfin après quatre ou cinq jours d'horribles souffrances, M. C. avait de vingt-quatre à trente heures de repos.

Un traitement anti-phlogistique sévère avait échoué. De larges moxas sur la région lombaire n'avaient amené aucun soulagement. Le quinquina, le sulfate de quinine à très-hautes doses, n'avaient produit aucun effet. Tous les remèdes empiriques avaient été sans le moindre résultat avantageux. M. Dupuytren pensait, ainsi que d'autres médecins distingués, que ce mal était produit par un calcul rénal. Le malade vint à Plombières pendant l'été de 1827, et il me chargea de diriger sa cure.

Après un examen attentif, je ne pensai pas que cette grave affection fût produite par la présence d'un calcul; je l'attribuai à une inflammation intermittente, d'autant plus difficile à vaincre qu'elle était plus ancienne. Je débutai d'abord par des bains prolongés, des applications de ventouses scarifiées sur les lombes et les flancs, et j'obtins ainsi une légère amélioration. Je parvins à prévenir le retour d'un accès tout entier. Plus confiant que jamais dans mon pronostic, je crus devoir alors employer nos eaux avec la plus grande énergie, et aux heures où le mal se montrait le plus ordinairement, je fis prendre à M. C. des bains de 38 degrés Réaumur, dans lesquels il restait dix, douze et quelquefois quinze minutes.

J'obtins de cette médication les plus encourageans résultats.

Le malade prenait ordinairement ce bain très-chaud dans l'après-midi. Bientôt je lui prescrivis le matin une douche générale de même durée, et de 43 à 44 degrés Réaumur. Il est inutile de dire que pendant ces exercices si violens, je ne quittais point M. C. Il partit de Plombières parfaitement bien, et deux ans après, il m'écrivit pour me remercier, et me dire que nos eaux l'avaient complètement rétabli.

CHAPITRE XV.

MALADIES DE POITRINE.

Nous avons vu, au commencement de cet ouvrage que les poumons étaient des organes positifs, absorbant l'oxygène le plus négatif de tous les corps, et absorbant aussi avec une rapidité souvent funeste, les gaz acides qui sont également des corps négatifs. Nous avons dit alors que les poumons pouvaient être considérés comme les antagonistes de la peau, que ces deux vastes organes devaient maintenir l'équilibre dans l'économie, par une égale production des deux électricités positive et négative.

Si maintenant nous examinons les circonstances sous l'empire desquelles se développent les maladies des poumons, nous verrons que, presque toutes, tendent à produire une tension douloureuse de ces organes : que c'est par suite d'une diminution dans la production de l'électricité de la peau, que celle des poumons se concentre sur le parenchyme pulmonaire, et sur les membranes qui l'enveloppent, pour produire presque toujours des inflammations aigues, si graves, ou pour amener des inflammations chroniques qui président à la formation de tubercules, et amènent plus ou moins rapidement la mort. Tous les faits concourent à établir cette loi, et cette loi est non seulement applicable à l'homme, mais aux mammifères et aux oiseaux, ainsi que j'ai eu de nombreuses occasions de le constater.

On conçoit des-lors la grande utilité dans la plupart des maladies chroniques de la poitrine, de tous les moyens qui tendent à activer les fonctions de la peau, alors surtout que le médecin peut rester le maître d'en régler l'action; sous ce rapport les eaux de Plombières sont encore parfaitement indiquées. Plus chaudes plus minéralisées que celles du Mont-d'Or, elles leur seraient beaucoup préférables dans ce cas, si elles étaient à une aussi grande élévation au-dessus du niveau de la mer, et cependant elles sont assez élevées déjà pour que la diminution de pesanteur atmosphérique, vienne chez les habitans des plaines concourir avec elles, employées en bains chauds, en douches et souvent en étuves à la guérison de catarrhes pulmonaires chroniques, et de pneumonies chroniques, sans lésions graves de tissus.

L'hémoptysie, du moins chez les femmes, n'est pas toujours alors une contre indication à l'usage de nos eaux, cependant cet accident souvent si grave, mérite toujours de la part du médecin la plus sérieuse attention.

Nos eaux peuvent être fort utiles aussi contre

toutes les affections du cœur de nature rhumatismale, et beaucoup de celles qui amènent ensuite d'irremédiables désorganisations, ne sont pas
autre chose dans l'origine. Nos eaux alors en rendant à la peau sa première énergie, doivent être
classées parmi les meilleurs moyens à prescrire.

Cependant nos eaux n'ont pas la réputation de
convenir aux maladies de poitrine. Cela vient de ce
qu'on a essayé de les appliquer dans des cas trop
avancés pour qu'elles pussent encore, ou sauver,
ou prolonger du moins les jours du malade. Cela
vient aussi de ce que l'on ignorait la manière de
les administrer contre ces affections, et que l'on
prescrivait des bains tièdes et prolongés à des
malades qui avaient besoin, au contraire, de bains
chauds et courts, ainsi que les prescrit avec tant
de succès l'habile et savant médecin du Mont-
d'Or.

Toutefois, gardons-nous de croire que dans toutes
les affections de poitrine, les bains chauds soient
convenables. En effet, un certain nombre de malades ont dans ces cas, la peau habituellement
chaude et d'une chaleur âcre et incommode. Chez
eux une température élevée, si convenable dans
la plupart des maladies du poumon, ne fait que redoubler les accidens. Cela vient sans doute de ce
que chez ces malades, la peau produisant une
trop grande quantité d'électricité négative, il y a
effort des poumons pour se mettre en équilibre

avec elle, et par suite, tension douloureuse de ce dernier organe, augmentation de tous les accidens. Dans ce cas, au lieu de prescrire des bains chauds, il faut au contraire, recommander les bains tièdes et prolongés, au lieu d'une méthode dérivative, il faut recourir à une méthode tempérante.

Au reste, dans les graves affections de poitrine, il faut réunir ces deux ordres de moyens. Opposer des tempérans à la fièvre hectique et quand l'accès est passé recourir alors aux moyens opposés. Mais avant tout dans les maladies de poitrine comme dans toutes les autres, le médecin doit s'attacher d'abord, ainsi que nous l'avons dit plusieurs fois, à étudier avec soin les lésions de sécrétion qui existent chez les malades, et de pareilles études nous mettront bientôt à même, je l'espère, de triompher facilement de maladies que nous nous habituons trop à regarder comme incurables. Avant de rapporter ici des faits puisés dans ma pratique, qui prouvent l'utilité des eaux de Plombières, contre un certain nombre de maladies de poitrine, je crois devoir dire qu'elle a été autrefois, à cet égard, l'opinion de plusieurs hommes de mérite qui ont écrit sur nos eaux. Richardot, dans son nouveau système des eaux chaudes de Plombières (Nancy, 1722), dit à l'occasion des maladies contre lesquelles nos eaux sont efficaces :

« Les fluxions âcres et subtiles sur les poumons, la toux sèche, la difficulté de respirer sympathique, ou par embarras de flegmes épais et visqueux, les inflammations de la gorge, s'y sont trouvées souvent guéries. La douleur de poitrine s'y évanouit de même que les palpitations du cœur, etc., l'enrouement invétéré s'y perd, l'extinction de voix de plusieurs années et rebelle à tout autre remède, s'y est plusieurs fois réparée ».

Mengin, premier médecin de Léopold Ier, publiant en 1734 des remarques sur les eaux de Plombières disait entre autres choses : « *Maxime prosunt in tussi ferino, raucedine et asthmate.* »

Dans une dissertation inaugurale, soutenue le 10 décembre 1706, par Pierre-Abraham Titot, de Montbéliard, sur la nature et les usages des eaux thermales de Plombières, ce médecin énumérant les maladies à la cure desquelles nos eaux sont convenables, dit : « Nous voyons qu'elles sont d'une grande utilité dans la toux quinteuse, le râle et l'asthme, lorsqu'ils proviennent d'une humeur âcre et salée sans ulcération des poumons. »

Jean-Claude Morel, dans une autre dissertation sur les *Eaux de Plombières*, soutenue *sous la conduite de Dieu et la protection de la Vierge divine et la présidence du très-célèbre, très-savant et très-illustre* M. Charles, *etc.*, le 14 mai

1746, disait de nos eaux qu'elles sont surtout vantées parce qu'elles adoucissent la toux, portent remède aux affections de poitrine, etc.

Rouveroi, médecin à Plombières, rapporte, dans son petit *Traité sur Eaux*, le fait suivant:

Quarante-quatrième Observation.

« Son Altesse Charles IV, étant incommodée dudit mal d'estomac, et d'un grand battement de cœur, fut conseillée par MM. Dancy et Mousin, ses médecins, de venir aussi boire de ces eaux, laquelle, pour s'en être bien trouvée, ne manquait pas tous les ans deux fois d'y venir, accompagnée de plusieurs princes et toute sa cour, etc. »

Quarante-cinquième Observation.

Ce même Rouveroi, médecin et pharmacien à Plombières, « fut attaqué, dit Le Maire, d'un crachement de sang occasionné par des excès de régime. Il mit inutilement en usage les remèdes ordinaires: comme il était dans le préjugé commun, il n'eut recours à la boisson des eaux chaudes que quand il vit que les autres remèdes étaient sans effet. Cependant, la boisson de ces eaux dissipa bientôt la chaleur qu'il ressentait, modéra et guérit enfin parfaitement le crachement de sang, et le délivra de son préjugé. (1) »

(1) Remarques de M. Le Maire, médecin à Remiremont, sur les eaux de Plombières. Voyez le *Traité historique des eaux de Plombières*, par Dom. CALMET.

Quarante-sixième Observation.

La connaissance de ce fait et de quelques autres du même genre, détermina Le Maire à conseiller nos eaux à la comtesse Duhamel, pour lors attaquée d'un crachement de sang. « C'était, dit-il, une dame grande et fluette, maigre et sèche, le col long, la poitrine serrée, qui avait été attaquée précédemment d'une espèce de boulimie, qui l'obligeait à manger la nuit. Cette dame ayant bu au mois de mai les eaux coupées par moitié, fut délivrée de son crachement de sang jusqu'au mois de mars suivant. Elle retourna à Plombières au mois de mai, où les eaux coupées lui firent le même effet que la première fois ; et pour le faire court, elle a été obligée pendant l'espace de 15 ou 16 années de boire tous les ans les eaux de Plombières coupées, pour se délivrer de ce crachement de sang, qui reparaissait tous les ans vers l'équinoxe de printemps, et est morte d'une fièvre continue avec redoublement, âgée de quatre-vingt ans et plus ».

« J'ai fait prendre, continue-t-il, l'eau chaude coupée avec la savonneuse à plusieurs phthisiques, qui se portent bien aujourd'hui. Il y a plus de vingt ans que quelques-uns d'entre eux n'ont plus aucun soupçon de phthisie. Je suis moi-même un exemple qui prouve que la boisson des eaux de

Plombières coupées, loin d'être dangereuse dans les maladies de poitrine indistinctement est très-salutaire dans quelques-unes.

Quarante-septième Observation.

« Je fus attaqué, en 1742, de cette fièvre catarrhale qui régna, dans les mois de décembre et de janvier, en Lorraine et dans les provinces voisines. Comme il ne me fut presque pas possible de me ménager, comme j'aurais dû le faire, étant obligé de sortir aussitôt que j'étais un peu mieux, j'eus, depuis la fin de décembre jusqu'au mois de mai suivant, dix ou douze rechutes qui me réduisirent dans un tel état que mes amis ne comptaient pas que je pusse en revenir. En effet, quoique j'eusse été beaucoup mieux par intervalles, la toux ne m'avait jamais quitté; outre la couleur jaune et la maigreur extrême, il m'était survenu une douleur au côté droit, qui occupait la poitrine et l'hypocondre. Lorsque j'avais fait dix pas, je ne pouvais ni respirer ni parler; je rejetais de temps en temps, en crachant, de petites molécules blanches et dures, qui ne me laissaient presque pas douter qu'elles ne fussent des tubercules détachés de la surface interne des vésicules pulmonaires. Malgré ces symptômes et beaucoup d'autres, qu'il serait trop long de rapporter, je n'eus pas bu les eaux de Plombières coupées pendant huit jours, que la toux, la mauvaise couleur et

le dégoût disparurent; en sorte qu'avant la quinzaine les forces furent rétablies, ma gaîté ordinaire revint; en un mot, j'étais méconnaissable
à ceux qui ne m'avaient pas vu depuis que j'étais
à Plombières.

« Je pourrais rapporter, ajoute-t-il, plusieurs
autres observations qui conviennent à ce sujet;
mais je me contenterai de remarquer que les personnes de Plombières courent à la fontaine chaude
aussitôt qu'elles se sentent attaquées de rhumes
de poitrine, et ne connaissent point de remède
d'une plus grande efficacité, dans ces occasions,
que la boisson des eaux chaudes, qu'elles n'ont pas
même la précaution de couper, et ne sont guère
scrupuleuses sur la quantité, chacune en buvant
autant qu'elle peut en avaler, sans y garder de
mesure ni de règle. »

Ces citations me semblent suffisantes pour prouver, qu'autrefois nos eaux furent en honneur, pour
le traitement des maladies qui font aujourd'hui la
spécialité des eaux du Mont-d'Or, et que si leur
réputation, sous ce rapport, semble avoir été en
décroissant jusqu'à nos jours, cela vient seulement
de ce que les médecins qui les administraient, n'ont
pas su éviter les nombreux écueils de ce genre de
traitement, si bien compris et si bien dirigé au Mont-
d'Or, par le docteur Bertrand.

Il me reste à prouver maintenant, par mes
propres observations, que, de même qu'autrefois,

nos eaux, malgré le préjugé contraire, peuvent encore, ainsi que le disait Jean-Claude Morel, adoucir la toux, et porter remède aux affections de poitrine.

Quarante-huitième Observation.

RHUME VENANT COMPLIQUER UNE GASTRITE PENDANT L'USAGE DES EAUX.

M. G.., de Neufchâtel, en Suisse, âgé de soixante ans environ, vint à Plombières en 1826, pour se guérir d'une gastrite chronique fort ancienne, entretenue par une alimentation trop substantielle et trop excitante. En route, ce malade contracta un rhume assez violent, et il en fut d'autant plus contrarié, qu'il croyait ne pouvoir faire usage des eaux, aussi long-temps que durerait cette nouvelle infirmité.

Je le désabusai de cette erreur; il se baigna dès le lendemain de son arrivée. J'eus soin seulement de le mettre le plus possible à l'abri du froid : il se guérit promptement de son rhume, et il dut bientôt à nos eaux et à un changement complet de régime, d'être débarrassé de sa gastrite.

Je l'ai revu, chez lui, deux ans après, il jouissait de la meilleure santé.

Quarante-neuvième Observation.

PNEUMONIE CHRONIQUE AVEC ULCÉRATION PRÉSUMÉE DU LOBE MOYEN DU POUMON DROIT.

M......, âgé de trente ans environ, de petite taille, ayant le thorax rétréci dans toutes ses dimensions, fils de phthisique, s'enrhumant très-facilement, avait toujours eu une grande prédisposition aux irritations d'estomac. Il me consulta au mois d'octobre 1830; il avait alors trente ans. Son teint était jaune-paille. Depuis un mois, il toussait beaucoup plus que de coutume; il maigrissait rapidement, avait la respiration courte; ses crachats étaient en plaques verdâtres et souvent mêlés à beaucoup de sang. Il ressentait une douleur profonde, mais peu intense, vers la partie moyenne antérieure du lobe moyen du poumon droit. La poitrine percutée rendait dans cette région un son mat, et l'ausculatation y faisait reconnaître un râle muqueux, accompagné dans un seul point d'une légère œgophonie. La langue était rouge à ses bords, muqueuse dans le reste de son étendue; l'arrière-bouche, les amygdales, le voile du palais avaient une teinte plus foncée encore que les bords de la langue, ce qui expliquait les douleurs que le malade ressentait dans ces régions.

Son angine et sa gastrite avaient été aggravées

par des gargarismes très-chargés de nitrate de potasse, qu'un premier médecin lui avait conseillés et qu'il avait avalés en partie.

Je prescrivis à M..... d'habiter une chambre bien éclairée, constamment à la température de 28 à 30 degrés Réaumur (1).

Je le soumis à un régime sévère, je le condamnai à un silence presque absolu; et après quelques applications de ventouses scarifiées sur les régions malades; j'entretins continuellement une forte dérivation à la peau, tantôt à l'aide de moxas superficiels, tantôt à l'aide de larges emplâtres de poix blanche, saupoudrés de tartre stibié.

(1) Mon frère aîné, a proposé, il y a quelques années déjà, de seconder le traitement des phtysiques par l'emploi d'une haute température. Plusieurs faits fort curieux m'ont prouvé que c'était un des plus puissans moyens contre cette si redoutable maladie. Il serait à désirer que, près de chaque grande ville, on construisît de vastes serres, dans lesquelles ces malades, et tous ceux à qui le froid de nos hivers est si souvent mortel, trouveraient le climat des régions équatoriales, leur magnifique végétation, et assez d'espace pour pouvoir jouir des agrémens et des bienfaits de la promenade. Le succès du premier établissement de ce genre, s'il est construit sur une grande échelle, ne peut qu'être complet.

Toutefois, hâtons nous de dire que la serre la plus vaste ne remplacera jamais le beau ciel du midi, où l'on devrait envoyer vivre et se guérir tous nos phtysiques, mais non pas à la fin de l'automne, comme le prescrivent la plupart de nos confrères à leurs riches malades. L'hiver du midi de l'Europe peut à peine ralentir la marche de la phtysie tuberculeuse contractée dans des pays plus froids, tandis que l'été brûlant du midi, la guérirait presque toujours, si surtout l'on n'attendait pas que la plus grande partie des poumons fût compromise.

Toutes les fois que l'inflammation du larynx et du pharynx se raviva, je la combattis par des applications de ventouses scarifiées sur le col, par des frictions de pommade stibiée sur la même région et par des aspirations de vapeur d'eau tiède.

Pour parer aux palpitations produites par un commencement d'hypertrophie du cœur, j'employai des moyens analogues, et je prescrivis quelquefois en outre le sirop d'asperge. Enfin, j'habituai mon malade à boire une grande quantité d'eau pure à la température de sa chambre. Mon but, en agissant ainsi, était de rétablir le tube digestif, dont les fonctions se faisaient fort mal, et dont les premières portions étaient en proie à une inflammation chronique. Je voulais aussi, en mêlant le plus d'eau possible au sang de ce malade, réparer d'une part les pertes qu'il faisait par une abondante et continuelle transpiration, et de l'autre, rendre son sang moins propre à entretenir l'inflammation dont j'ai raconté déjà l'étendue et la gravité.

J'obtins de ce moyen un autre résultat d'une bien grande importance. J'étendis dans un plus grand volume le pus, qui, sécrété dans un poumon malade, était en partie absorbé et altérait ainsi la masse des humeurs.

Ici les résultats dépassèrent toutes mes espérances. La toux, les palpitations cédèrent bientôt. La langue redevint nette, les digestions se rétablirent.

Au printemps, M..... put sortir aux heures les plus chaudes de la journée. Au mois de juillet, il vint passer trois semaines à Plombières, où des demi-bains et des douches sur les membres et le bas du tronc lui redonnèrent beaucoup de forces. Il dirige maintenant un établissement industriel considérable, et il est probable que, sans tous ces moyens, il y a trois ans au moins qu'il n'existerait plus.

Cinquantième Observation.

PNEUMONIE CHRONIQUE.

Mlle H.... de Plombières, âgée de 50 et quelques années, d'une petite taille, d'un tempérament nerveux, fut atteinte en 1828, trois ans après l'époque de la cessation de ses règles, d'une inflammation chronique du sommet du poumon droit. La percussion de la poitrine, dans cette région, produisait un son complètement mat. L'ausculatation démontrait que le parenchyme était devenu tout à fait imperméable à l'air. La toux était fatigante et presque continuelle, les pommettes étaient rouges, la maigreur très-grande, l'estomac faisait fort mal ses fonctions. Un de mes confrères, M. le docteur Molin, alors inspecteur des eaux de Luxeuil, vit avec moi cette demoiselle une année plus tard et la considéra comme perdue.

L'habitation dans une chambre très-chaude, le

silence, un régime sévère, des boissons mucilagineuses en abondance, des saignées locales et générales très-modérées, un large exutoire, des applications rubéfiantes sur le thorax, quelques préparations opiacées et des bains de notre eau
dans les saisons chaudes, pris avec toutes les
précautions indispensables dans un cas aussi grave,
triomphèrent en trois ans de cette maladie.

Cinquante-unième Observation.

BRONCHO-CARDITE CHRONIQUE.

M. le général, comte P... avait contracté, lors
de la dernière guerre d'Espagne, une pleuro-
pneumonie très-grave, que l'on n'avait pu qu'imparfaitement guérir.

D'un tempérament sanguin, M. le général
éprouvait, depuis cette dernière maladie, de fréquentes palpitations avec imminence de suffoca-
tion ; sa respiration était constamment pénible et
bruyante, l'exercice augmentait tous ces accidens.
Plusieurs fois la vie du malade avait été gravement
compromise, et ce n'était qu'à l'aide d'un régime
sévère et de saignées fréquentes, qu'il était parvenu
à la rendre supportable.

Nommé à un commandement de troupes du
camp de Lunéville, M. le général crut devoir profiter du voisinage de Plombières, pour essayer si
nos eaux ne pourraient pas lui être de quelque
utilité. Je reconnu chez lui une cardite chronique,

(143)

compliquée d'une bronchite légère ; peut-être les plèvres avaient-elles conservé aussi quelques traces d'inflammation. Je fis continuer le régime sévère, fortement recommandé déjà par le médecin ordinaire du général. Aux bains chauds, et pendant leur durée, j'ajoutai tous les deux jours une forte application de ventouses scarifiées, tantôt à la partie postérieure, tantôt à la partie antérieure du thorax.

Sous l'empire de ce traitement, la respiration revint bientôt aussi facile qu'elle avait été pénible, et M. le général, qui ne resta que vingt jours à Plombières, pouvait faire, à son départ, plusieurs lieues à pieds, à travers nos montagnes les plus escarpées, avec autant de facilité, que l'homme le mieux portant, tandis qu'à son arrivée il montait difficilement à un second étage.

Cinquante-deuxième Observation.

Mme d'H., jeune dame, grande et à poitrine bien développée, mais d'une famille qui compte plusieurs phthisiques, toussait depuis plusieurs mois, et ses crachats étaient souvent mélangés de sang rouge et floconneux. Le sthétoscope indiquait chez elle l'existence d'une bronchite étendue ; son cœur palpitait avec force ; elle avait souvent les pommettes rouges ; du reste toutes ses fonc-

tions, à cela près, s'accomplissaient régulièrement.

Son médecin ordinaire, mon ami, M. le docteur Guillemin, de Saint-Dizier, pratitien très-
distingué, lui conseilla les eaux de Plombières et
m'adressa cette dame, pour la diriger pendant
son traitement. Une saignée du bras, des bains
tièdes de trois à quatre heures de durée, quelques
douches, un régime doux, beaucoup de précautions contre le froid et autant de silence que je
pus en obtenir, débarrassèrent Mme d'H., en moins
de six semaines, du mal si grave qui l'avait amené
à Plombières. Elle y revint l'année suivante, mais
par simple précaution, et depuis cinq ans sa poitrine n'a pas éprouvé la moindre altération.

Cinquante-troisième Observation.

BRONCHO-CARDITE COMPLIQUÉE D'HÉMOPTYSIE
ET DE MYÉLITE.

Mme G.... de Lunéville, jeune dame d'un
tempérament nerveux, fille d'un père mort jeune
et d'une mère hémoptysique depuis un grand
nombre d'années, a le thorax peu développé,
surtout d'avant en arrière. Elle s'enrhume facilement, et ses rhumes sont toujours opiniâtres. Son
cœur bat habituellement avec force. Elle se plaint
souvent de douleurs de dos ou de côté.

Depuis plus d'un an, elle avait au genou un abcès fistuleux, situé au-dessus de la rotule, et qui avait résisté au traitement le mieux dirigé. Cet abcès était souvent fort douloureux, Mme G. ne marchait qu'avec beaucoup de peine. Son médecin, mon ami, M. le docteur Castara, digne héritier d'un beau nom médical, me l'adressa au commencement de l'été de 1833, pensant, avec raison, que nos eaux pourraient triompher de sa maladie. Mme G..., à son arrivée ici, toussait beaucoup. Malgré mes représentations, elle alla à la montagne avec une société nombreuse, et par un temps froid; à son retour, elle cracha beaucoup de sang, et son sang était rouge et floconneux. Une saignée du bras arrêta cet accident; Mme G... continua à se baigner; je ne lui fis prendre que des demi-bains, mais prolongés pendant trois et quatre heures; elle observa un régime sévère, parla peu, supporta avec résignation de nombreuses applications de ventouses scarifiées sur la colonne épinière, la région du cœur, le sommet de la poitrine et le genou malade. A ces moyens j'ajoutai des douches modérées autour de l'abcès. Elle quitta Plombières parfaitement rétablie.

Cinquante-quatrième Observation.

Monsieur J., âgé de cinquante-huit ans, était depuis deux ans tourmenté par des palpitations, des intermittences et des douleurs qu'il ressentait au cœur et qui empoisonnaient son existence par les craintes qu'elles lui causaient pour l'avenir.

Son médecin, M. de docteur Lemercier, me l'adressa l'année dernière, croyant, avec raison, que nos eaux lui seraient d'une grande utilité. M. J. ne passa que trois semaines à Plombières, et des bains tièdes, des douches principalement dirigées le long de l'épine et sur les membres, de fréquentes applications de ventouses scarifiées sur la région précordiale, suffirent pour le débarrasser de tous les accidens qui nous l'avaient amené.

Malgré le succès en apparence complet de son traitement, j'aurais désiré que M. J. le prolongeât au moins pendant trois semaines encore; mais il se trouvait si bien, qu'il ne voulut pas céder à mes conseils. Deux mois plus tard ses maux reparurent, faibles d'abord, puis bientôt aussi pénibles qu'ils l'étaient dans le principe; il aurait dû recourir, malgré l'hiver, au remède qui lui avait si bien réussi, et avec des précautions convenables, il se serait guéri radicalement sans doute, en prolongeant ici son séjour, aussi long-temps que le réclamait son état. (1)

Ces observations me semblent suffisantes, pour prouver que non-seulement nos eaux ne nuisent

(1) Il est probable que si j'avais connu alors les moyens de remédier au défaut d'action de la peau qu'indique les sciences physico-chimiques, j'aurais mis pour long-temps ce malade à l'abri des accidens qui le tourmentaient.

pas à la plupart des maladies chroniques des poumons et du cœur, mais qu'elles sont, au contraire, un des plus puissans moyens à leur opposer. Cependant loin d'être avantageuses, elles augmenteraient beaucoup ces affections ordinairement si graves, si les malades ne s'entouraient des plus grandes précautions, et ne se soumettaient en aveugles, aux conseils de leur médecin. Les faits suivans en sont la preuve.

Cinquante-cinquième Observation.

J'ai soigné, en 1826, avec un de mes confrères, Mme de M. Cette dame, âgée de quarante ans environ, était arrivée ici avec une toux sèche et ancienne qu'elle disait nerveuse, et avec quelques dérangemens des fonctions gastro-intestinales.

Le sentiment d'une chaleur habituelle et fort incommode, lui faisait avidement rechercher l'air froid. Je fis d'inutiles efforts pour la convaincre qu'en agissant ainsi, elle courait à une mort inévitable; sa toux n'était que *nerveuse,* et trois ans plus tard elle mourut phthisique.

Cinquante-sixième Observation.

Mme .... aussi à l'âge du retour, vint en 1827 à Plombières. Depuis plus d'un an elle toussait beaucoup. Depuis plusieurs mois elle avait une forte extinction de voix. Le stéthoscope démontrait l'existence d'une pneumonie étendue. Mme .... devait donc s'entourer des plus grandes précautions. Le silence et l'habitation dans une chambre constamment chaude étaient pour elle de rigueur; mais, peintre distingué, elle voulait connaître toutes nos montagnes, toutes nos vallées, les dessiner toutes, et chaque soir, après une promenade de plusieurs lieues, elle recevait chez elle une société nombreuse, elle aggravait ainsi chaque jour son mal. Mes représentations furent inutiles, et, quelques mois après, Mme .... mourut dans le dernier degré de la phthisie.

Cinquante-septième Observation.

Un an plus tard, je me souviens d'avoir rencontré dans le monde une jeune demoiselle chlorotique que soignait un de mes confrères. Cette demoiselle toussait depuis long-temps, mais elle aimait éperdûment la danse, et, mourante déjà, elle dansait à chaque bal depuis le commencement jusqu'à la fin, et sa mère espérait ainsi la guérir! Il est inutile de dire qu'elle ne retira aucun avantage de son séjour ici, et qu'elle fut, peu de temps après son retour chez elle, une nouvelle victime de la phthisie tuberculeuse.

J'ai rapporté ces trois observations, afin que les malades qui pourront les lire, restent bien convaincus que nos eaux, par cela seul qu'ils en feraient usage, ne seraient point pour eux une espèce de palladium à l'aide duquel ils pourraient impunément tout braver.

Disons, en terminant ce chapitre, que Plombières est aussi nuisible que le Mont-d'Or aux
malades déjà phthisiques. A ceux-là, prescrivez
le midi de la France ou l'Afrique, mais en été,
recommandez l'habitation des étables, dont l'expérience avait fait reconnaître l'utilité aux anciens, et secondez ces moyens par de puissans
exutoires sur le thorax.

CHAPITRE XVI.

MALADIES DES ORGANES GÉNITAUX.

Il est rare que les hommes aient recours à nos
eaux pour combattre les affections chroniques des
organes génitaux ; cependant il y a des cas où elles
peuvent être très-utilement employées.

Cinquante-huitième Observation.

M. M., de Metz, me fut adressé, en 1829, par
mon excellent ami, M. le docteur Champion, de
Bar-le-Duc. Ce malade arrivait de Lyon, où on
l'avait soigné pour un engorgement profond des
glandes des régions inguinales et une hypertrophie
de l'épididyme du côté gauche, que l'on avait
considérée quelque temps comme un testicule
surnuméraire.

Un traitement très-actif avait été tout-à-fait
impuissant contre ce mal. A son arrivée ici, M. M.
était pâle et maigre ; les membres abdominaux

étaient infiltrés. Les tumeurs des aines étaient plus volumineuses que le poing, et le tube intestinal était très-fatigué.

Aux bains de trois à quatre heures et aux douches de quinze ou vingt minutes, dirigées d'abord sur toutes les parties solides du tronc et sur les membres, j'ajoutai, tous les trois jours, des applications de ventouses scarifiées sur les régions inguinales. M. M. fut soumis à un régime doux. Bientôt l'œdème des jambes disparut; la peau se colora; les glandes inguinales diminuèrent de volume; l'épididyme se guérit. Au bout de six semaines de séjour, M. M. avait repris toutes ses forces. Il revint l'année suivante achever sa guérison. J'ai eu depuis l'occasion de le voir souvent. Il jouit de la plus parfaite santé.

––––––––

Il n'y a qu'un petit nombre d'hommes qui fasse usage de nos eaux, pour se guérir d'inflammations chroniques des organes génitaux; en revanche, beaucoup de femmes viennent chaque année, combattre à leur aide des inflammations chroniques du vagin, de l'utérus et des ovaires.

Ces affections se compliquent très-souvent de myélites (1). Aussi est-il toujours nécessaire alors, d'examiner avec la plus grande attention la colonne vertébrale.

(1) Ludwig, au rapport de M. Olivier, d'Angers, regarde le sentiment de tension dans le dos et les lombes chez les femmes, dont l'éruption des règles est difficile ou qui sont enceintes, comme une irritation de la moelle épinière.

Le médecin recherchera, autant que les circonstances le lui permettront, les causes qui ont développé ces maladies. Souvent elles sont idiopathiques, souvent aussi elles ne sont que symptomatiques, mais il est ordinairement facile, dans ce cas, de remonter du symptôme à la cause qui le produit.

Les affections chroniques de l'utérus et de ses annexes, ne sont pas toutes des inflammations ou des névroses ; souvent, après avoir débuté par une inflammation franche, elles sont indéfiniment entretenues par le défaut de tonicité des veines et des absorbans de ces organes. C'est alors, que le remède fortement recommandé par mon ami M. le docteur Jacquot, de Saint-Dié, peut être très-utile. L'alun pris à petites doses, long-temps continuées, agit d'une manière puissante sur l'économie toute entière et sur le système utérin en particulier ; il rend aux veines et aux absorbans le ton dont ils manquaient, et il guérit ainsi une foule d'accidens, interminables sans lui ou sans un de ses succédanés. Mais on ne doit l'administrer qu'après s'être convaincu de la tolérance du tube intestinal, et qu'après s'être bien assuré aussi que le caractère prédominant de l'affection utérine que l'on veut combattre, est le défaut de tonicité des organes qu'elle a envahis.

Au surplus l'utérus est un organe d'une trop haute importance dans l'économie, pour que ses maladies ne soient pas, ou produites, ou accompagnées par des troubles souvent considérables dans l'ensemble des sécrétions. Attachons-nous surtout à constater ces troubles et leur nature : nous arriverons ainsi, selon toute apparence, à l'emploi de moyens qui abrégeront de beaucoup, la durée habituellement si longue de la plupart des maladies de matrice, et nous nous expliquerons ainsi, la guérison rapide de certains cas, qui nous paraissaient identiques à d'autres, qui n'ont cependant éprouvé aucune amélioration de l'emploi du même traitement.

Cinquante-neuvième Observation.

Mme N..., de Bar-le-Duc, âgée de trente ans environ, d'un tempérament lymphatique nerveux, quelques mois après un dernier accouchement, fut atteinte par une métrite aiguë extrêmement grave et douloureuse. Cette maladie passa à l'état chronique, mais en revêtant, pendant près de trois années, les symptômes les plus alarmans. Enfin, grâce aux soins assidus et si éclairés de son médecin ordinaire (1), Mme N.... put alors faire quelques pas dans son appartement; bientôt après, elle eut recours à nos eaux. Le corps de l'utérus était fort développé; dans la station il tiraillait ses ligamens, et occasionnait bientôt de grandes douleurs. Ces douleurs se propageaient aux membres abdominaux. Mme N..... souffrait

____

M. le docteur Champion, de Bar-le-Duc.

beaucoup, en outre, un peu au-dessous de la rate; elle avait souvent des suffocations, de la toux, et des maux de tête d'une grande violence, à tout cela s'ajoutaient une foule d'autres accidens nerveux, que l'époque des règles rendait toujours beaucoup plus intenses.

En examinant la colonne vertébrale, je fus frappé de son excessive sensibilité dans les régions dorsale supérieure et sacro-lombaire; je crus dèslors à l'existence d'une inflammation chronique de la moelle épinière dans ces deux régions. Aux bains, à des douches légères et difficilement supportées, j'ajoutai quelques applications de ventouses scarifiées le long du rachis; enfin, pour mettre cette dame à même de profiter de l'action si bienfaisante de l'air de nos montagnes, je fis construire, pour elle, une litière portée par deux ânes, et sur laquelle elle pouvait, sans la moindre fatigue, faire de très-longues promenades (1).

Mme N. obtint de nos eaux une amélioration assez marquée pour la décider à y revenir l'année suivante. Elles lui donnèrent, cette fois, assez de force pour lui permettre de marcher facilement dans sa maison. Alors, sous la direction de son médecin ordinaire, sans les soins si éclairés du-

(2) Depuis on a construit d'autres palanquins à Plombières. Il devrait y en avoir de semblables dans toutes nos villes pour les malades qui ne peuvent supporter la marche ni la voiture, et auxquels cependant le grand air et un peu d'exercice sont nécessaires.

quel elle aurait depuis long-temps perdu la vie, Mme N. fit usage des pilules alunées de M. le docteur Jacquot; ces pilules lui firent le plus grand bien et la mirent à même de pouvoir faire, à Bar-le-Duc, de longues courses à pied.

De grands chagrins, l'hiver passé, rendirent aux maux de Mme N. une nouvelle énergie. Elle revint, pour la troisième fois, à Plombières. Aux bains tièdes, aux ventouses scarifiées de chaque côté des régions douloureuses de la colonne vertébrale, je fis ajouter des douches écossaises prises tous les jours, pendant dix minutes et même pendant un quart-d'heure. Mme N. partit de Plombières parfaitement bien, et depuis j'ai su que l'amélioration de sa santé se soutenait toujours.

Il est très-probable que Mme N. conservera toute sa vie l'hypertrophie de l'utérus dont elle est atteinte: hypertrophie, du reste, que l'on rencontre tant de fois chez les femmes qui n'en soupçonnaient pas même l'existence, qui n'avaient jamais souffert de cet organe; mais il y a tout lieu d'espérer qu'en continuant à combattre la surexcitation morbide du système nerveux, on rendra à Mme N. une excellente santé (1).

---

(1) Cette dame est d'une famille qui compte des goutteux et des rhumatisans. Je ne suis pas éloigné de croire aujourd'hui que sa maladie est due aussi à un principe goutteux, à une peau trop peu active, et je pense, en me rappelant le *facies* de la plupart des dames que j'ai soignées pour des cas analogues, que leur maladies pouvaient souvent reconnaître la même cause.

Soixantième Observation.

Mme L....., âgée de trente et quelques années, régulièrement réglée, tourmentée depuis long-temps par une abondante leucorrhée, par un sentiment habituel de pesanteur dans le bas-ventre, vint cette année à Plombières. L'utérus était plus volumineux que dans l'état de santé ; il y avait une rétroversion bien prononcée et qui pouvait expliquer la stérilité de Mme L.... ; elle se plaignait en outre, de vives douleurs dans la région sacro-lombaire, et elle n'avait pas pu supporter les pilules d'alun de M. le docteur Jacquot, ce dont je crus trouver la raison dans la sensibilité morbide des 4e, 5e, 6e et 7e vertèbres dorsales.

Aux bains tièdes prolongés, aux douches externes et à quelques étuves, je fis ajouter des douches utérines , que je portai jusqu'à quarante minutes de durée par jour, mais en deux séances. A son départ, Mme L..... était beaucoup mieux ; elle avait passé près de deux mois à Plombières, et depuis plus d'un mois son flux vaginal avait complètement cessé.

Soixante-unième Observation.

Mme de X... vint, en 1828, à Plombières pour se guérir de flueurs blanches, qui, depuis plusieurs années, résistaient à une foule de moyens pharmaceutiques : elles étaient tellement abondantes que Mme de ... se voyait forcée d'avoir recours à un vêtement particulier. Les médecins qui l'avaient soignée, avaient envisagé sa maladie tantôt comme le résultat d'un vice herpétique, tantôt comme produite par l'acrimonie des humeurs ; pour moi, je ne vis, dans cette affection, qu'une inflammation chronique de la muqueuse utéro-vaginale, et je prescrivis, pour la combattre, des injections émollientes et des bains chauds. En quatre jours les flueurs blanches avaient disparu.

Pour consolider cette cure, Mme de .... prit quelques douches, et, afin que la suppression si prompte d'une évacuation ancienne et aussi considérable, ne devînt pas la cause d'autres inflammations, indépendamment d'une régime doux et peu réparateur, et d'un exercice proportionné aux forces de la malade, Mme de ..., d'après mes conseils, se fit appliquer quelques sangsues à l'anus, et quitta Plombières parfaitement guérie.

Soixante-deuxième Observation.

Un squirrhe de la partie supérieure du vagin, du col et du corps de l'utérus, amena Mme *** à Plombières, à la fin de l'été de l'année 1825. Elle était encore réglée, mais dans l'intervalle des règles elle avait des flueurs blanches assez abondantes.

Cette dame, âgée de trente-six ans, était d'un tempérament sanguin ; elle avait mené toujours une vie fort active, et elle rapportait l'origine de son mal à des chagrins et à une maladie syphilitique guérie, huit années avant, par M. Culerier.

Lors de son arrivée à Plombières, elle souffrait de fortes douleurs; le médecin qu'elle consulta, très-malade lui-même, ne put la suivre autant que le nécessitait son état, et les vingt premiers jours qu'elle passa dans notre ville furent perdus pour elle.

Les bains et l'eau thermale en boisson, au lieu de diminuer ses souffrances, les avaient encore aggravées. Lorsque Mme *** me consulta, je reconnus un squirrhe utéro-vaginal très-développé; le col de l'utérus, dilaté et rugueux, offrait plusieurs végétations morbides, dont quelques-unes égalaient une noix en grosseur ; on en trouvait de semblables dans la partie supérieure du vagin; l'utérus était très-développé, et sa pression sur le rectum gênait la libre sortie des fèces.

Vingt-cinq sangsues à l'hypogastre enlevèrent les violentes douleurs que Mme *** éprouvait, et qui depuis long-temps, ne lui laissaient plus aucun repos. Je lui défendis la boisson de l'eau minéro-thermale, et je lui fis prendre des bains plus longs et moins chauds. Tous les trois jours je fis appliquer des ventouses scarifiées sur les régions lombaire, sacrée et hypogastrique. Un régime doux et le repos vinrent seconder ces moyens qui en six semaines, avaient considérablement diminué le volume du squirrhe, en laissant à Mme *** l'intégralité de ses forces. Les végétations du col de la matrice et du vagin étaient presque entièrement effacées ; les selles étaient faciles : et Mme *** n'éprouvait plus aucune douleur.

Forcée de retourner à Paris, au lieu de se conformer à mes recommandations, Mme *** fit à pied les courses les plus fatigantes, vaqua à tous les détails de son commerce et de son ménage, et se nourrit des alimens les plus substantiels.

Sous l'empire de ce régime de vie, deux mois après l'usage des eaux, les douleurs revinrent aussi fortes que jamais ; bientôt le squirrhe s'ulcéra, Mme *** revint alors à Plombières. Le cancer, qui s'était développé, avait envahi le rectum. Je ne pus, dans un cas si grave, employer que des palliatifs. Cette maladie devint bientôt mortelle, tandis que sans ses nombreuses imprudences, tout permettait à Mme *** d'espérer, sinon une guérison complète, au moins une amélioration durable. Les prescriptions les mieux indiquées ne peuvent rien contre l'indocilité des malades.

Soixante-troisième Observation.

HYPERTROPHIE DE L'OVAIRE AVEC SYMPTÔME D'UNE
PROCHAINE DÉGÉNÉRESCENCE CANCÉREUSE.

Mme P..., de Plombières, âgée de trente-deux
ans environ, me consulta, en 1829, pour une
affection grave de l'ovaire gauche qui datait de
plusieurs années déjà. Mme P... avait beaucoup
maigri ; elle avait le teint jaune – paille , elle
éprouvait de vives douleurs lancinantes dans
l'aine gauche; ces douleurs augmentaient surtout
à l'époque des règles, qui étaient peu abondantes
et irrégulières. Tout l'hypogastre était douloureux
au toucher. L'ovaire gauche paraissait avoir le
volume d'un gros œuf de poule. Une saignée du
bras, quelques applications de sangsues, des
bains, diminuèrent un peu les douleurs, mais la
tumeur restait la même. Elle disparut complètement en six mois, sous la double influence de
nos bains et de deux applications de ventouses
scarifiées par semaine; le tout secondé par un
régime doux et point trop abondant.

J'ai soigné trois dames qui avaient toutes trois
une tumeur assez volumineuse entre l'utérus et le
rectum. Chez l'une d'elles, la maladie était trop
avancée pour qu'aucun moyen pût en triompher.
La seconde vit diminuer les douleurs vives qu'elle
éprouvait depuis long-temps déjà, mais sa tumeur

resta toujours aussi volumineuse. Quant à la troisième, sous l'influence de bains prolongés, de douches générales et locales et sous l'influence aussi de ventouses scarifiées aux régions hypogastrique et sacrée, son mal disparut complètement.

Hydropisie de l'ovaire.

Il nous arrive assez souvent des malades affectées d'hydropisies plus ou moins avancées de l'ovaire. Nos eaux, chez elles, agissent en améliorant leur santé générale lorsqu'elle était déjà compromise, mais jusqu'ici je les ai trouvées impuissantes contre cette maladie. Nos étuves, nos bains chauds, si bien indiqués contre d'autres hydropisies, n'ont aucune action sur elle. Si la médecine est encore à connaître et la cause et la nature de l'hydropisie de l'ovaire, on s'en console à demi, quand on sait que cette maladie peut exister long-temps, sans compromettre en rien la vie des malades.

Tumeurs fibreuses.

Tous les ans il arrive à Plombières un certain nombre de personnes affectées de tumeurs fibreuses, intéressant le plus ordinairement les ovaires ou l'utérus. Nos eaux peuvent rarement les faire disparaître, mais souvent elles semblent en arrêter le développement, en même temps qu'elles peuvent contribuer à guérir les inflammations chroniques que leur présence ait fait naître dans les organes qu'elles déplaçaient.

Soixante-quatrième Observation.

Mlle de St.... de Schaffhausen, alors âgée de trente-huit ans environ, d'un tempérament lymphatique nerveux, avait depuis plusieurs années de vives douleurs abdominales que l'on combattait à l'aide de purgatifs et d'autres médicamens qui ne faisaient qu'ajouter à ses maux.

Consulté par cette demoiselle, dont le ventre était habituellement très-développé, je reconnus l'existence d'une tumeur fibreuse assez dense, occupant tout l'hypogastre et s'élevant jusqu'auprès du nombril.

Les règles étaient trop abondantes, les digestions étaient accompagnées d'accidens nerveux très-variés. Mlle .... était maigre, faible et profondément découragée. Nous convînmes, son médecin ordinaire et moi, qu'on supprimerait toute espèce de médicamens internes, que Mlle de St.... serait soumise à un régime très-doux, que l'on combattrait les accidens abdominaux par des applications de ventouses scarifiées *locodolenti*, que l'on aurait fréquemment recours à de petites saignées du bras et que Mlle de St.... viendrait au printemps suivant à nos eaux. Ce traitement fut suivi avec beaucoup d'exactitude. Notre malade

fit usage pendant plusieurs années de nos eaux.
La tumeur n'a plus augmenté. Les digestions
sont devenues faciles. Mlle St... a beaucoup plus de
force, bien moins de douleur. Elle a passé maintenant l'époque du retour et tout fait présager
pour elle une longue existence.

CHAPITRE XVII.

APOPLEXIE.

Tous les ans il vient à Plombières un assez
grand nombre de personnes, qui ont à se guérir
des suites de l'apoplexie. La plupart en retirent
beaucoup de soulagement, et plusieurs une guérison complète. Mais pour combattre cette maladie
avec succès, il faut, du côté du médecin, l'attention la plus soutenue; du côté du malade la do-
cilité la plus entière : il ne s'agit, en effet, de rien
moins que du plus noble de nos organes, du cerveau, ce réservoir du fluide nerveux auquel toutes
les stimulations aboutissent, et duquel toutes les
déterminations émanent; de ce viscère enfin que
Tiedman a si bien nommé la clef de l'organisation
animale toute entière, et dont la compression
peut amener instantanément la mort.

L'apoplexie est un mal qui, de même que la goutte, est souvent héréditaire. Il y a entre ces deux affections des analogies bien plus remarquables. Toutes deux sont dues presque toujours à des lésions de sécrétions du même genre. Le sang de l'apoplectique offre les mêmes caractères que celui du goutteux ; il est trop plastique, trop acide. L'ouvrage que publie en ce moment mon frère aîné (1), abondera en données nouvelles sur cette maladie si commune dans nos pays froids, et habituellement si grave.

On saura que c'est à un affaiblissement des fonctions de la peau, ordinairement facile à guérir, que l'on doit la plupart des apoplexies et leurs récidives contre lesquelles les saignées, les exutoires et les purgatifs ne sont, pour l'ordinaire, que d'impuissans remèdes.

On comprend dès-lors l'action de nos eaux contre une foule d'accidens occasionnés par l'apoplexie. Alcalines et chaudes, agissant sous une pression atmosphérique beaucoup moins forte que celle à laquelle sont habitués la plupart des males qui nous arrivent, nos eaux, en facilitant beaucoup les sécrétions cutanées, rendent donc au sang la fluidité qui lui manquait et lui ôtent cette prétendue richesse, cette plasticité à laquelle sont dues la plupart des congestions inflammatoires.

______

(1) Traité de la goutte, par le docteur S.-A. Turck, Paris, 1837.

Mais si de retour chez lui, l'apoplectique satisfait de l'amélioration obtenue, retournait à ses habitudes premières, et négligeait d'entretenir, par tous les moyens possibles, cette activité sécrétoire de la peau rétablie à l'aide de nos eaux, il risquerait une rechute contre laquelle la doctrine électro-chimique fournira à l'avenir de si utiles remèdes.

Quelques soient les causes occasionelles de l'apoplexie, il faudra presque toujours prescrire un régime sévère qui, en entretenant convenablement la vie, fournisse cependant le moins d'alimens réparateurs possible.

L'apoplectique qui mange beaucoup et surtout de la viande, qui fait usage aussi de boissons excitantes, court inévitablement à sa perte. La digestion de ces alimens peut causer une réaction fatale de l'estomac et des intestins sur le cœur et le cerveau, et tuer le malade quelque temps après son repas. Cependant, il est assez heureux parfois pour que ses digestions s'opèrent sans réaction morbide bien marquée. Déjà il s'applaudit de la vigueur de sa santé; les eaux lui ont rendu le libre usage de ses membres; jamais il n'eut meilleur appétit; et un médecin fâcheux voudrait lui prescrire la diète et des saignées, il rit de ses prescriptions importunes, mais le sang qui bientôt abonde chez lui et qui, par suite de sa maladie et du défaut de précautions, est resté beaucoup trop acide et partan trop plastique, est de nouveau lancé avec violence dans les hémisphères cérébraux, ou bien l'inflammation, à laquelle ses organes étaient en proie, continuant à faire des progrès, les ramollit, les désorganise, l'apoplectique meurt au moment où il croyait pouvoir compter le plus sur la vie.

D'autres fois, entraîné par les annonces des charlatans, le malade voudra ajouter à l'action des eaux, l'action miraculeuse selon lui, ou d'un sirop antiglaireux, ou du remède Leroi, ou de tout autre poison également vendu avec brevet. Ces poisons, en stimulant violemment son estomac, pourront quelque temps encore augmenter son appétit, faciliter ses digestions, lui permettre les plus riants projets; le malheureux s'endort sur un abîme.

Indépendamment de la pléthore qu'amènent de telles médications et de ses funestes effets, le tube intestinal, vivement irrité par le poison dont on l'abreuve, ralentit les fonctions de la peau, réagit sur le cerveau en l'irritant, sollicite une beaucoup plus abondante sécrétion de bile, liquide alcalin, ce qui augmente la proportion déjà trop grande des acides dans nos humeurs. Alors se détruit l'utile excitation de la peau que nos eaux avaient produite, alors se ranime l'inflammation prête à s'éteindre, et si sous son influence, le cœur, par un surcroît d'action ne vient pas terminer la scène, des foyers purulens, des dégénérescences squir-rheuses ou cancéreuses amènent bientôt la mort.

La plupart des apoplectiques qui viennent faire usage de nos eaux, ont besoin d'une saignée générale ou locale lors de leur arrivée; alors ils sont dans des conditions bien plus favorables à leur guérison; la surexcitation du cœur est par là beaucoup moins à craindre, et l'on peut, à l'aide de cette saignée, employer les eaux d'une manière plus active.

Nous remarquons habituellement une amélioration très-prompte dans l'état des apoplectiques qui font usage de nos eaux, mais cette amélioration cesse bientôt de faire des progrès. Il est convenable alors de suspendre le traitement, soit pendant quelques semaines seulement, soit jusqu'à la saison suivante. Ce phénomène vient sans doute de ce que nos eaux minérales agissent moins peut-être sur le cerveau, que sur les nerfs des membres paralysés auxquels elles rendent la puissance qu'ils avaient perdue, de transmettre les stimulations cérébrales devenues plus fortes, par la diminution de l'épanchement encéphalique. Sans doute, en activant beaucoup les fonctions de la peau, en rappelant de la chaleur et de la vie dans les membres paralysés, nos eaux favorisent aussi l'absorption du caillot épanché, mais cette action m'a toujours paru beaucoup moins marquée que l'autre.

Les apoplectiques, à Plombières, doivent prendre d'abord des demi-bains tièdes; peu à peu on en élevera la température et on en prolongera la durée, sans toutefois exciter jamais une action trop marquée du système circulatoire. Si, malgré le régime nécessité par cette maladie, le pouls se relève, la face se colore, que l'on se hâte de recourir à la saignée générale ou locale, suivant l'indication.

Lorsque les malades sont habitués à l'action de nos bains, alors prescrivez des douches sur les membres paralysés, sur les parties inférieures du tronc, et sur les membres abdominaux ; les douches ascendantes sont souvent indiquées dans ce cas ; mais défendez avec soin les douches sur la tête ; elles feraient courir à vos malades les chances les plus fâcheuses (1).

Je me trouve toujours bien, dans le traitement de ces maladies, de fréquens pédiluves à la température de 32 ou 33 degrés R.; plus chauds, ils pourraient déterminer, par la douleur qu'ils causeraient, une réaction fâcheuse sur l'encéphale et accroître ainsi les accidens.

Toutes les fois que les malades le pourront, associez aux moyens précédens des étuves, en ayant soin de couvrir la tête de linges imbibés

(1) Didelot, dans son *Avis aux personnes qui font usage des eaux de Plombières*, les défend de la manière la plus absolue. Il est souvent survenu à leur suite, dit-il, des commotions violentes au cerveau, qui ont fait craindre pour la vie. Montaigne, dans ses *Voyages*, nous raconte que la douche sur la tête, lui causa beaucoup d'étourdissemens et une migraine qui vint le tourmenter tous les jours.

d'eau froide. Ces étuves auront pour effet de *dé-sacidifier* le sang, de le rendre plus fluide de s'opposer ainsi à de nouvelles congestions cérébrales ; mais accompagnez alors vos apoplectiques et faites les retirer à l'instant où la circulation commence à s'accélérer. Le massage est aussi un puissant moyen dans l'apoplexie, ce que j'en ai dit déja le prouve suffisamment.

Dès que les malades peuvent supporter les promenades en voiture, à âne ou à pied, faites-leur fréquemment respirer l'air si pur, si bienfaisant de nos montagnes; mais recommandez-leur de ne jamais porter l'exercice jusqu'à la fatigue.

Lorsque, grâce à nos eaux, l'encéphalite est guérie ou considérablement diminuée, les exutoires me paraissent souvent indispensables pour en prévenir le retour, ou pour maintenir l'amélioration que la première partie du traitement a déjà produite.

Ces exutoires peuvent être placés, tantôt à la nuque, tantôt sur les membres abdominaux; quelquefois sur la région du cœur ou sur toute autre partie, suivant que l'on a pour but de produire une dérivation au profit du cerveau seulement, ou que l'on veut combattre encore une autre phlegmasie.

Si le médecin est souvent obligé d'inspirer aux apoplectiques des craintes salutaires, quelquefois aussi il est obligé d'éloigner d'eux la désolante image d'une fin prochaine, de leur rendre l'espoir qu'ils avaient perdu. Cependant la tristesse est bien moins généralement l'apanage des céphalites chroniques que des gastrites; toutefois elle est aussi nuisible au traitement de ces deux genres de maladie.

L'hiver, le printemps et l'automne sont les saisons préférables pour le traitement des apoplexies, à l'aide de nos eaux.

Après l'usage des eaux les précautions hygiéniques seraient insuffisantes la plupart du temps aux apoplectiques. Ils ont besoin par des lotions alcalines proportionnées à l'irritabilité de leur peau, par le massage ou des frictions fréquemment renouvelés d'entretenir la transpiration la plus active possible. Ces moyens du reste qui sont indispensables aux apoplectiques et aux goutteux le sont également aux vieillards qui tiennent à prolonger leur existence et à vivre exempts, autant que nous pouvons l'être, des infirmités de la vieillesse.

Soixante-cinquième Observation.

M. M....., de Nancy, d'un tempérament sanguin, âgé de soixante-cinq ans, avait lu le livre apologétique du remède Leroi, et il en était devenu enthousiaste. Ayant fait plusieurs fois usage du vomi-purgatif, il lui avait dû plus d'appétit et la disparition de quelques douleurs : c'était à son gré un remède infaillible à tous nos maux. Cependant, sa panacée avait fini par développer chez lui une duodéno-hépatite assez grave, qui nécessita tous les soins éclairés de ses médecins. Il eut une légère apoplexie au printemps, et il fut forcé de recourir à nos eaux.

A son arrivée à Plombières, il ne resta à M. M... qu'un léger engourdissement de la jambe et du bras gauche, et une douleur assez vive dans le talon du même côté. Il marchait péniblement.

Très-gras, ayant le pouls plein, malgré les saignées abondantes que sa maladie avait nécessitées, je lui exposai, autant qu'il fut en moi, tous les dangers que lui ferait courir une alimentation trop abondante ou trop excitante; mais il ne tint pas compte de mes avis; le bon bouillon, la viande, le vin généreux, restèrent toujours la base de sa nourriture. Cependant des demi-bains, de fréquens pédiluves, des douches sur les extrémités inférieures, le tout aidé par une forte application de sangsues, firent promptement disparaître la douleur de talon et la paralysie du bras et de la jambe. Avant de quitter Plombières, M. M.... put faire à pied près de deux lieues sur nos montagnes; pour un apoplectique de son âge, c'était certainement une longue route; il ne resta que trois semaines à Plombières.

Si, de retour chez lui, il avait ajouté un régime doux et peu nourrisant, et de fréquentes saignées générales ou locales à une vie active, nul doute qu'il existerait encore ; mais loin de là, pour compléter sa cure de Plombières, il crut devoir se débarrasser *d'humeurs*, et il eut de nouveau recours aux purgatifs. Ils déterminèrent chez lui une apoplexie foudroyante.

Soixante-sixième Observation.

A l'âge de quarante-deux ans, M. Th., alors acteur du Théâtre-Français, d'un tempérament éminemment sanguin, passa subitement d'une vie très-active à un repos physique presque absolu ; en revanche, il se livra avec entraînement aux travaux de cabinet.

Bientôt, à un embonpoint inaccoutumé, vinrent se joindre des douleurs de tête auxquelles M. Th. n'accorda que peu d'attention ; mais ces douleurs augmentèrent jusqu'au moment où, à la suite d'une longue veille, un épanchement cérébral très-grave, produisit une paralysie complète de tout le côté droit du corps.

Des soins bien dirigés arrachèrent M. Th. à la mort, et dans l'automne de 1824, il se fit conduire à Plombières. J'ai rencontré peu de malades plus indociles ; cependant, les bains, la douche sur les extrémités inférieures, les pédiluves, quelques saignées générales et locales [luttèrent avantageusement contre sa maladie. Malgré le régime trop excitant qu'il s'obstinait à suivre, tandis qu'à son arrivée, il pouvait à peine faire quelques pas, en se traînant péniblement appuyé sur le bras de sa garde, à son départ, deux mois après, il pouvait faire, seul, un quart de lieue.

Revenu l'année suivante, il vit encore sa position s'améliorer, et après quarante jours de l'usage de nos eaux, il arriva au point de faire facilement une lieue à pied. Mais de retour dans sa famille, il prit, malgré l'opposition de tous ses médecins, le vomi-purgatif de Leroi, et un nouvel épanchement cérébral vint terminer sa vie.

Si ce malade qui, à son indocilité près, était un des plus aimables hommes que j'ai connus, avait voulu s'astreindre au régime sévère que nécessitait sa position, je suis convaincu que nos eaux auraient pu le rétablir complètement.

Soixante-septième Observation.

M. D....., du canton de Vaud, âgé de soixante-cinq ans, vint en 1827 à Plombières, pour se guérir d'une hémiplégie légère du côté droit, causée par une congestion cérébrale qu'il avait eue à la fin de l'hiver. Étant déjà venu quelquefois à Plombières, M. D...., crut pouvoir se passer des conseils d'un médecin, et à des bains très-chauds et très-prolongés, il ajouta des douches aussi chaudes, très-fortes et prise principalement sur la nuque. Une nouvelle apoplexie fut le résultat de ce traitement, et je fus appelé pour soigner M. D....; des saignées générales et locales, des sinapismes aux pieds, une diète sévère le rappelèrent à la vie. Lorsque je le jugeai en état de recommencer l'usage de nos eaux, je lui fis prendre des demi-bains tempérés, en ayant soin de placer à ses pieds un vase clos rempli d'eau plus chaude.

Aux bains j'ajoutai bientôt des douches sur les extrémités inférieures; je revins plusieurs fois aux applications de sangsues, et je parvins ainsi à rétablir assez bien ce malade, pour le mettre en état de marcher seul.

L'amélioration de sa santé aura sans doute été en augmentant, si, de retour chez lui, il a continué le traitement sévère que je lui avais prescrit et que nécessitait la gravité de sa position. Il est probable que, sans son extrême imprudence, M. D..... aurait obtenu de nos eaux une cure radicale.

Soixante-huitième Observation.

M. X...., âgé de trente ans, d'un tempérament sanguin, nerveux, avait été guéri, en 1823, d'une maladie syphilitique, à l'aide d'un traitement mercuriel très-complet. En 1825, une petite tu-

meur d'un rouge livide se développa un peu au-
dessus du nez. Cette tumeur laissait écouler, à la
pression, un pus blanc et épais; de légères frictions mercurielles la firent disparaître.

En 1826, M. X..... commença à se plaindre
de douleurs ostéocopes, à la partie supérieure et
postérieure du pariétal gauche et à la bosse co-
ronale du même côté. Bientôt, sur cette dernière région, se développa une exostose assez volumineuse et assez douloureuse pour empêcher le
malade de porter un chapeau. A la fin de l'hiver
de 1826 à 1827, à la suite de vives contrariétés,
M. X..... eut une congestion cérébrale, accompagnée d'hémiphlégie du côté droit. Les douleurs
ostéocopes persistaient toujours au pariétal et au
frontal. Des saignées rétablirent M. X....., et il
prit beaucoup d'embonpoint à la suite de cet
accident. Mais la maladie des os n'ayant point
fixé l'attention des médecins ordinaires de ce
malade, non plus que les risques que lui faisaient
courir son état de pléthore, une nouvelle congestion cérébrale eut lieu six mois après la première,
mais elle fut plus grave.

Cette fois l'hémiplégie du côté droit était complète et accompagnée de perte de la parole, ce
qui annonçait évidemment que la compression
ne se bornait plus aux lobes moyen et postérieur
de l'hémisphère gauche du cerveau, mais qu'elle
s'étendait au lobe antérieur.

Les saignées locales, les dérivatifs sur l'estomac et les intestins ne faisant pas disparaître l'hémiplégie ; on employa avec succès la strychnine. Cependant ses effets avantageux furent bornés, et M. X.... vint à Plombières. Il bégayait encore, ne marchait qu'avec beaucoup de difficulté, et son bras droit ne lui était d'aucun secours, quoiqu'il pût déjà le mouvoir.

Une application de sangsues à l'anus, des bains tempérés, des douches ascendantes, des douches descendantes sur les extrémités inférieures, de fréquens pédiluves, un régime doux et l'exercice, lui rendirent en trois semaines le libre usage de la jambe, du bras et de la langue : l'exostose diminua considérablement de volume : mais lors de son départ, M. X.... éprouvait encore les douleurs ostéocopes dont j'ai déjà parlé. Il était donc à craindre que la table interne du pariétal gauche ne s'exostosât, comme il semble que cela avait déjà eu lieu, ou que son inflammation se continuant dans l'encéphale, n'amenât bientôt de nouveaux accidens : mais si M. X.... a suivi le traitement sévère que nécessitait sa position, j'ai tout lieu de croire qu'il jouit aujourd'hui de la meilleure santé.

Soixante-neuvième Observation.

Mme M., des environs de Metz, âgée de quarante-huit ans, ayant passé l'âge du retour, d'un tempérament sanguin, très-grasse, avait eu, à la suite d'un grand chagrin, une apoplexie avec hémiplégie et paralysie, non pas de la langue, mais de l'organe cérébral générateur des mots. Venue à Plombières, quatre mois après son accident, je lui fis une forte saignée, et elle ne pouvait ni marcher ni parler. Au bout de douze jours de bains et de douches, Mme M. pouvait déjà marcher seule dans la chambre, et elle avait retrouvé assez de mots pour pouvoir se faire facilement comprendre. Quinze jours après, Madame M. partit enchantée du mieux qu'elle avait obtenu, mais auquel ces quinze derniers jours n'avaient rien ajouté.

Soixante et dixième Observation.

M. de J., âgé de soixante-neuf ans environ, d'un tempérament éminemment sanguin, eut, au mois de janvier 1832, une attaque d'apoplexie, à la suite de laquelle il eut une hémiplégie avec embarras de la prononciation. Il vint à Plombières l'été suivant; il marchait avec peine; son bras droit lui était complètement inutile; il prit quarante bains et une trentaine de douches; je lui fis, en outre, deux saignées générales. A son départ, M. de J. marchait facilement: il pouvait, quoiqu'avec peine, mettre son chapeau sur sa tête, en se servant de son bras paralysé. L'année suivante, après un traitement pareil,

M. de J. put assez bien écrire. Il est revenu cette année une troisième fois à nos eaux, il les a quittées parfaitement rétabli.

Soixante et onzième Observation.

Mme *** vint l'année dernière à Plombières pour y prendre les eaux ; âgée de quarante-deux ans environ, encore réglée, mais peu abondamment, et d'un caractère très-irritable ; elle avait reçu, un an auparavant, un coup violent à la partie antérieure de la tête. Au printemps suivant, à la suite d'un premier accès d'épilepsie, elle fut frappée d'apoplexie avec hémiplégie complète et perte de la parole. Lorsqu'on l'amena à Plombières, Mme *** ne pouvait pas sortir de son lit ; elle était dans un état habituel de stupeur ; nos eaux en demi-bains et en douches tièdes , quelques applications de sangsues et un régime doux , lui rendirent en un mois l'usage de la jambe , et rétablirent son intelligence sans lui rendre cependant la faculté de parler ; cette dame passa l'hiver à Plombières ; elle eut, pendant ce temps , deux accès d'épilepsie , elle retourna chez elle au printemps suivant, sans que l'amélioration qu'elle ayait obtenue le premier mois, eût fait de nouveaux progrès.

CHAPITRE XVIII.

DE LA FOLIE.

La folie est une maladie qui nous est encore à peu près complètement inconnue. Elle est bien, sans doute, le produit de l'irritation, ainsi que l'a prouvé M. Broussais, dans son si remarquable ouvrage. Mais l'irritation n'étant elle-même qu'un phénomène secondaire, variable quant à sa nature et aux causes qui le déterminent, nous avons à nous demander encore qu'est-ce que la folie?

Cette maladie, héréditaire à la manière de la goutte et de la phthisie tuberculeuse, paraît être produite comme la goutte, par un défaut d'action de la peau. Du moins, chez un grand nombre de maniaques, trouve-t-on la peau jaunâtre et flétrie. Chez d'autres, au contraire, la peau est trop active. Chez les uns il faut chercher les causes de la folie dans une lésion de sécrétion du foie, chez d'autres dans une lésion de sécrétion du tube intestinal ou des organes génitaux. Enfin la folie peut être produite aussi par une affection idiopathique du cerveau. Voilà donc des causes bien diverses amenant la folie. Devons-nous nous étonner dès-lors des différences si nombreuses que nous rencontrons entre les fous, et pouvons-nous nous étonner dès-lors du peu de succès obtenu jusqu'ici de nos traitemens contre un mal dont la nature nous était inconnue.

L'expérience nous apprendra bientôt sans doute à reconnaître la folie produite par la trop grande activité des sécréteurs alcalins, de celle produite par la trop grande activité des sécréteurs acides. Nous saurons reconnaître aussi la folie produite par la diminution dans les fonctions de ces derniers organes; nous trouverons probablement qu'elle est la plus commune de toutes (1). Quoiqu'il en soit, nos eaux peuvent être avantageusement employées contre diverses espèces de folie, les faits suivans en sont la preuve.

Soixante et douzième Observation.

MANIE AIGUE FURIEUSE.

M. V..., de Belle-Fontaine, d'un tempérament sanguin, avait eu, à l'âge de douze ans, un premier accès de manie qui avait duré douze ou quinze jours. Le 10 novembre 1829, il était

---

(1) Mes opinions se sont un peu modifiées depuis la rédaction de cet article, et je suis très-disposé à croire que la folie, comme la fièvre cérébrale, peut-être aussi souvent produite par une action trop puissante de la peau, que par une diminution des fonctions de cet organe.

alors âgé de vingt-cinq ans environ, un chagrin amoureux lui occasiona un nouvel accès de manie ; furieux, il brisait, dans son délire, tout ce qu'il pouvait atteindre, et il courait les champs en injuriant et en frappant les personnes qu'il rencontrait.

En cassant une fenêtre, il se blessa assez profondément la main droite : le sang en ruissela pendant plusieurs heures.

Trois jours après l'invasion de son mal, cinq ou six de ses voisins me l'amenèrent : il avait l'œil étincelant, la figure vultueuse, le ton bref, et tantôt il se livrait à des accès de fureur, tantôt à des accès de rire dédaigneux ; il avait le pouls petit et fréquent.

De très-abondantes saignées générales, de larges applications de sangsues à la base du crâne, ne diminuèrent en rien son délire. Les saignées, ayant été portées aussi loin que l'état du sujet pouvait le permettre, et ne pouvant espérer aucun bon résultat des dérivatifs dans un cas de surexcitation cérébrale aussi violente, j'eus recours au bain.

Je le prescrivis de 25 à 26 degrés Réaumur. Une température plus élevée n'aurait pu qu'ajouter à l'affection du cerveau ; plus basse, j'aurais craint qu'à la suite de très-abondantes saignées elle n'occasionât de fatales congestions.

Je donnai l'ordre au gardien de notre malade

de lui jeter de l'eau froide sous le nez toutes les fois qu'il s'agiterait par trop, et l'on n'en usa pas ainsi plus d'une quinzaine de litres.

Lorsqu'il témoignait un grand désir d'avoir des alimens, on lui en donnait de choisis parmi les plus légers.

Après les vingt-quatre premières heures de bain, M. V..., un peu plus calme, commençait à coordonner ses idées, quoique toutes fussent encore frappées au coin de la folie. A la trentième heure, le mieux était plus sensible, et à la trente-neuvième, il fallait causer quelque temps avec le malade pour observer encore des traces de manie.

Je le fis alors sortir du bain, et il eut un sommeil des plus calmes, qui dura onze heures.

A son réveil, je fis retourner M. V.... au bain; il y resta quinze heures; l'amélioration de la veille se soutint. La nuit fut très-bonne; même prescription le lendemain; seulement après les premières quinze heures de bain, le malade, s'apercevant de tous les bons effets qu'il avait obtenus du premier bain de trente-neuf heures, demanda de prolonger autant celui-ci, je le lui accordai, il en sortit complètement rétabli, et sa guérison date de sept années.

Soixante et treizième Observation.

MANIE AIGUE.

La fille M...., de Rueaux près de Plombières, âgée de vingt-huit ans environ, fille de fou, régulièrement développée et bien réglée, avait eu, il y a quelques années, un premier accès de manie dont je l'avais guérie en trois semaines, à l'aide de saignées générales, de larges applications de sangsues à la base du crâne, et d'un séton à la nuque.

On me la ramena en 1830, folle autant qu'elle l'eût jamais été. Elle chantait, criait, sautait et parlait continuellement, sans que ses idées eussent entre elles la moindre cohérence. Je débutai par une forte saignée du bras, une application de vingt sangsues à la base du crâne, puis, voyant que le délire et l'agitation de la malade ne diminuaient pas, je prescrivis un bain de vingt-six degrés, dans lequel la fille M.... resta cent vingt heures. Ce ne fut qu'à l'aide d'un bain aussi prolongé que nous pûmes obtenir du calme; il était complet, notre malade avait recouvré toute son intelligence. Mais, à seize jours de là, elle eut une rechute, et, en mon absence, ses parens la mirent au bain, l'y maintinrent quinze heures, et jusqu'à ce jour sa santé s'est bien soutenue.

Soixante et quatorzième Observation.

Manie aigue, furieuse.

M...., de Belle-Fontaine, près Plombières, âgé de soixante ans, d'un tempérament athlétique, devint fou furieux, au commencement de l'été de l'année 1830, à la suite de la perte d'un procès.

Six hommes alors avaient peine à le contenir. Après une forte saignée, je le fis mettre dans un bain de 25 degrés Réaumur; il y resta dix-neuf heures. Au commencement du bain, on fut obligé de lui jeter quelques bassins d'eau froide au nez et à la bouche, comme moyen coërcitif. Après ce bain, le sommeil fut calme; le lendemain, et les jours suivans, bains également prolongés, alimens peu abondans et pris parmi les moins animalisés, eau pour boisson. Le traitement dura *cinq jours;* et depuis trois ans le malade n'a pas rechuté.

Soixante et quinzième Observation.

MANIE AIGUE.

Mme X***, d'un tempérament éminemment nerveux, rendue plus irritable encore par une entérite chronique assez grave, et fille d'une mère qui mourut folle, avait été envoyée aux eaux de Plombières pour y combattre, à l'aide de nos bains, sa phlegmasie abdominale.

Mais, arrivée au milieu dè l'été, et prenant des bains trop chauds et des douches trop fortes dans des lieux d'une température trop élevée, Mme *** fut atteinte de manie aigue qui éclata au plus haut degré après quinze jours d'incubation. Une première application de sangsues à l'anus n'ayant produit chez cette malade aucune espèce d'amélioration, le médecin qui la soignait, désespérant de la guérir, voulait la faire retourner chez elle, lorsque quelques personnes qui s'intéressaient vivement à Mme X..., exigèrent que l'on me consultât.

L'agitation de la malade, sa figure vultueuse et tous les signes d'une irritation cérébrale très-intense, me firent conseiller une nouvelle application de sangsues à la base du crâne; et le traitement de cette malade m'ayant été dès-lors abandonné, aux sangsues je fis succéder un bain de vingt-cinq degrés Réaumur; Mme X. y resta quinze heures. Dès la première heure, tous les accidens avaient disparu. Pendant dix jours, bains aussi prolongés, matin et soir, demi-lavement à peine tiède, alimentation peu abondante et peu animalisée. Guérison complète de cette redoutable complication. Un an après, à la suite de chagrins domestiques, Mme X. eut une rechute dont on ne put pas la guérir.

Soixante et seizième Observation.

Manie aigue.

N...., cordonnier à Plombières, âgé de vingt-neuf ans, d'un tempérament éminemment nerveux, et d'une famille qui compte plusieurs aliénés, avait eu, au printemps de l'année 1830, un premier accès de manie qui avait duré trois mois, et s'était guéri sous la seule influence de la nature. Pendant cet accès, il crut long-temps avoir deux têtes. Au printemps de l'année suivante, sous la double influence de l'ivrognerie et de la saison, il eut un nouvel accès, mais cette fois, sa manie était furieuse. Chargé de le soigner, après une saignée du bras, de dix onces environ, je le fis mettre dans un bain à 23 ou 24 degrés Réaumur, et je prescrivis des affusions d'eau à 20 degrés seulement, sur la tête, toutes les huit ou dix minutes. Au bout de quinze heures de bain, le délire de ce malade commença à diminuer, et à la vingtième heure, il en restait à peine des traces.

Alors, suppliant son père de le sortir du bain, et promettant d'être à l'avenir l'homme le plus raisonnable, son père le crut et lui rendit la liberté. Après quelques heures de sommeil, délire aussi complet qu'avant le premier bain. Second bain prolongé, également interrompu par la foi qu'eut le père aux promesses du fils. Quatre bains, d'à peu près même durée, tous terminés comme les premiers. Alors la guérison ne faisant aucun progrès, on me laissa enfin le maître du traitement.

Je prescrivis une application de vingt-quatre sangsues à la base du crâne, et un bain de trois jours. Les morsures de sangsues donnèrent abondamment.

Pendant les vingt-quatre premières heures, le malade eut deux lypothymies légères; il eut le

second jour une exacerbation de tous ses accidens, que je considérai comme un des premiers
effets de la saignée, mais cette exacerbation cessa
bientôt. Après soixante heures de bain, N... eut
un sommeil de douze heures, à la suite duquel il
s'éveilla très-calme. Un second bain, de même
durée, le rétablit entièrement.

Un an après, sous la double influence du printemps et de l'ivrognerie, il eut un nouvel accès,
auquel je remédiai de la même manière que
l'année précédente; mais cet homme, continuant
à boire avec excès, de l'eau-de-vie surtout, redevint bientôt aussi fou que devant, et renonçant
désormais à lui donner les soins que ses écarts
rendaient inutiles, je conseillai à sa famille de le
faire enfermer à Maréville, où il est mort cette
année d'une pleuro-pneumonie (1).

Soixante et dix-septième Observation.

DELIRIUM TREMENS.

M. ***, maréchal-ferrant à Plombières, âgé
de cinquante ans, d'une constitution athlétique,

(1) Il est extrêmement probable que chez tous ces malades les
bains frais et prolongés n'ont agi qu'en diminuant l'énergie des fonctions de la peau, qu'en empêchant cet organe d'envoyer au cerveau
une trop grande quantité d'électricité négative. Ils ont dû agir de la
même manière chez les malades affectés de *delirium tremens* dont je
rapporte l'histoire. Ces maladies seraient donc tout à fait l'opposé
de la goutte, tandis que d'autres folies, ainsi que la 81ᵉ observation
en offre un curieux exemple, n'auraient avec la goutte d'autre diffé-
rence que celle due au siége de l'affection.

buvait depuis long-temps outre mesure, et l'eau-
de-vie était sa boisson favorite. Depuis long-
temps aussi ses forces diminuaient, et un trem-
blement général le rendait impropre à la plupart
des travaux de son état. Une nuit on vint m'appeler en hâte : c'était au printemps de l'année
1832 ; M. *** avait tenté de se suicider, et armé
d'une aiguille à séton, heureusement peu tran-
chante, il s'était fait au col et au ventre plusieurs
blessures qui n'intéressaient que les tégumens. Je
le trouvai assis sur son lit et en proie au plus
complet délire. Il voyait une foule d'hommes à
la figure et aux gestes menaçans ; sa face était
vultueuse, son pouls dur et fréquent : il y avait
carpologie.

Je fis à ce malade une saignée du bras de dix
onces environ , et je lui fis appliquer quinze
sangsues à la base du crâne. Je le fis mettre ensuite dans un bain à vingt-quatre degrés de notre
eau minérale, dans lequel il passa quatre jours.
Il eut de la limonade pour boisson et fut mis à
une diète sévère. Après ce bain prolongé, M. ***
eut un sommeil de quinze heures, et sa guérison
fut complète.

Soixante et dix-huitième Observation.

Delirium tremens.

M. B..., de Plombières, âgé de quarante et
quelques années, de petite taille, au col court,

aux épaules larges, très-gras, inoccupé, adonné depuis long temps à l'ivrognerie, a tous les trois ou quatre mois un accès de *delirium tremens*, dont je le guéris en deux ou trois jours, à l'aide d'une large saignée et de nos bains, prolongés pendant cinq ou six heures seulement chaque jour.

Soixante et dix-neuvième Observation.

MANIE AIGUE.

Mlle X. me fut adressée au printemps de l'année 1833. Elle était atteinte de manie aigue. Son délire approchait de la monomanie ; elle avait voulu se noyer, et elle parlait continuellement d'une fille dont elle était très-jalouse. Agée de quarante et quelques années, encore réglée, souffrant depuis très-long-temps de l'estomac, ayant la mauvaise habitude de manger très-vite, elle était d'un tempérament éminemment nerveux. Je lui fis mettre quelques sangsues à la base du crâne. Elle passa huit jours dans un bain tiède de notre eau minérale, dont elle sortit trois ou quatre heures à peine, à différens intervalles. Je lui fis faire de fréquentes affusions d'eau un peu plus froide que son bain. Elle fut complètement guérie au bout de ces huit jours. J'ai appris qu'elle était morte un an plus tard, à la suite d'une inflammation aigue d'estomac, mais sans complication d'irritation cérébrale.

Quatre-vingtième Observation.

Monomanie.

Mme X. (1), alors âgée de quarante-trois ans, me fut confiée à la fin du mois d'octobre 1831, pour la guérir d'une monomanie qui durait depuis quatre ans et qui, peu apparente d'abord, s'était beaucoup aggravée. Mme X. avait eu un enfant dans cet intervalle, et elle l'avait nourri.

Depuis, elle était devenue sujette à de fréquens accès de fureur. Elle croyait son mari menacé par de puissans ennemis, qui allaient lui intenter un procès criminel et réduire ses enfans à la mendicité, tandis que lord Biron et son frère naturel Vidocq, imprimaient dans tous les journaux et dans tous les ouvrages qui paraissaient alors, des articles diffamatoires contre elle et sa famille. La plupart de ses anciens amis étaient des émissaires de ces deux célébrités si différentes. Elle se croyait aussi alliée à la famille Bonaparte.

Depuis qu'elle avait sevré son fils, ses règles étaient revenues comme par le passé.

A son arrivée chez moi, elle était maigre et pâle, comme le sont beaucoup de fous. Des chagrins domestiques étaient la cause de sa maladie. On ne se souvenait pas d'avoir vu d'autres aliénés dans sa famille.

______

(1) Cette dame est fille d'une mère morte de la goutte et d'un père dartreux.

Quelques applications de sangsucs à la base du crâne, deux saignées du bras, des bains tièdes de notre eau minérale, prolongés souvent pendant trois jours, et jamais pendant moins de six heures, de fréquentes affusions d'eau, un peu plus froide que le bain, un régime doux et des promenades quelquefois très-longues, à travers nos montagnes, triomphèrent en sept mois de cettte grave affection. Depuis lors, la ménopause à eu lieu sans aucun retour de monomanie. Mme X. est aujourd'hui très-grasse et tout fait croire à la solidité de sa guérison.

J'ai échoué dans le traitement de trois autres monomaniaques et dans celui de deux maniaques, soumis au même traitement; mais je manquais alors des lumières que jettent sur ces maladies les doctrines électro-chimiques, je ne faisais guère que de l'empirisme : le fait suivant le fera bien ressortir.

Quatre-vingt-unième Observation.

Mme L. de V....., dont une sœur est morte folle, et dont un frère est fou, devint folle elle-même au commencement de cette année, sept jours après ses couches. Elle refusa dès-lors de nourrir son enfant, quoique le lait fut toujours assez abondamment sécrété, et sa maladie durait déjà depuis quatre mois quand cette dame me fut amenée. Elle a trente ans. Elle est bien réglée et d'une belle constitution. Elle délirait sur tous les sujets, et passait continuellement de l'un à l'autre. Son pouls était régulier : il n'était pas trop accéléré ; seulement il était habituellement un peu dur. Je fis à cette dame une saignée de cinq à six onces, uniquement dans le but de m'assurer de l'état du sang, que je trouvai très-plastique, comme je m'y étais attendu. En rapprochant ce fait de la teinte jaune de la face, teinte que l'on rencontre si fréquemment chez les fous, en tenant compte aussi de l'époque où la maladie avait débuté, je compris qu'il fallait recourir à tous les moyens qui pourraient activer les sécréteurs acides, et je prescrivis des étuves et des lotions alcalines répétées trois ou quatre fois par jour, la tête exceptée.

Les étuves ne produisirent pas tout l'effet que j'en attendais, parce que Mme L. s'agitait dans son lit après les avoir prises, et empêchait ainsi la transpiration de s'établir autant que je l'aurais voulu. Cependant la position de notre malade était déjà bien améliorée quand je lui fis prendre sept ou huit bains tièdes de notre eau minérale, rendue plus alcaline par l'addition de quatre onces de potasse caustique par bain, et la durée moyenne de chaque bain fut de quatre heures. Dix-huit jours de ce traitement ont suffi pour amener la guérison d'une maladie qui durait depuis quatre mois déjà, et que certains antécédens pouvaient faire regarder comme incurable.

Ce traitement, comme on le voit, a été la déduction de principes rigoureusement exacts et le succès le plus complet l'a couronné : il est probable que la malade qui fait le sujet de la quatre-vingtième observation aurait été aussitôt rétablie que Mme L., si elle avait été soumise au même traitement. Du reste ce traitement ne peut pas convenir à tous les genres de la folie, je l'ai suffisamment démontré au commencement de ce chapitre. Mais tous les fous qui doivent leur maladie au défaut de fonctions de la peau, tous ceux en d'autres termes dont l'affection reconnaît les mêmes causes que la goutte, tous ceux-là trouveront dans nos eaux plus ou moins modifiées, et dans l'air de nos montagnes, de puissans remèdes.

L'un de mes plus anciens, de mes meilleurs amis, M. le docteur Coze, doyen de la faculté de médecine de Strasbourg, a traité avec le plus grand succès, en 1833, un jeune maniaque, à l'aide de bains prolongés. Mon savant confrère et ami, M. le docteur Mayor de Lausanne, m'a dit avoir obtenu de même, d'excellens effets de cette méthode que les doctrines de mon frère permettront de mieux juger et d'appliquer, avec toutes les modifications que nécessitera l'état des malades.

———————

CHAPITRE XIX.

PARAPLÉGIE.

La paraplégie ou paralysie des régions sous-diaphragmatiques amène chaque année plusieurs personnes à Plombières.

Souvent elle arrive à la suite d'une chute ou d'un coup sur la partie inférieure de la colonne épinière. D'autres fois elle est produite par une affection rhumatismale ; dans tous les cas elle est due, soit à une maladie de la moelle épinière, soit à une maladie des organes qui l'avoisinent et l'enveloppent. Pour la paraplégie comme pour toutes les autres affections morbides, recherchons d'abord avec beaucoup de soin s'il n'existe pas quelque grave lésion de sécrétion, à laquelle on puisse attribuer les accidens ressentis par le malade. De cette recherche en effet, dépendra et la nature et le succès du traitement. Beaucoup de paraplégiques sont soulagés ou guéris à Plombières.

Quatre-vingt-deuxième Observation.

Mlle ***, des environs de Lunéville, vint à Plombières pour combattre, à l'aide de nos eaux, une grande faiblesse des extrémités inférieures, qu'elle regardait comme la suite de plusieurs entorses des pieds qu'elle avait eues successivement. Il me fut facile de reconnaître chez Mlle *** l'existence d'une myélite.

A l'aide d'un linge imbibé d'eau chaude et promené le long du rachis, je reconnus que cette affection occupait la région sacrolombaire. Aux bains et aux douches j'ajoutai plusieurs applications de ventouses scarifiées sur cette région. Quarante jours de ce traitement améliorèrent la position de Mlle ***. De retour chez elle, son médecin ordinaire, partageant ma manière de voir, lui appliqua plusieurs moxas superficiels, sur la région lombaire. Le mieux que Mlle *** devait aux eaux se soutint; mais notre malade était loin encore d'être guérie. Trois cents pas étaient pour elle une course pénible. Elle revint l'année suivante à Plombières. Aux eaux et aux ventouses, j'ajoutai l'extrait de noix vomique à l'intérieur et à doses brisées. Mlle *** pouvait, en quittant Plombières, faire plus d'une lieue à pied.

Je l'ai revue une année après. Elle avait cessé trop tôt l'usage de la noix vomique, et cependant elle avait conservé assez de forces pour vaquer chez elle aux travaux du ménage de son père.

Quatre-vingt-troisième Observation.

PARALYSIE INCOMPLÈTE DES EXTRÉMITÉS ABDOMINALES.

M. Th.***, de Cervois, était tombé de vingt pieds de hauteur, et la région lombaire avait fortement porté dans cette chute. Depuis lors il éprouva une extrême difficulté à marcher ; il ne pouvait plus diriger ses pieds, et il chancelait comme un homme ivre. Il lui était impossible de se tenir debout dans l'immobilité, sans s'appuyer sur ses mains. Lorsqu'il marchait, c'était en jetant ses bras et son corps en avant, qu'il paraissait pouvoir se diriger un peu. Il y avait dix-huit mois qu'il était dans ce triste état, lorsqu'il vint l'été dernier, à Plombières.

En examinant les régions lombaire et sacrée, je reconnus un dévoloppement anormal des apophyses transverses gauches des deux dernières vertèbres lombaires, et en promenant le long du dos une éponge trempée d'eau chaude, je trouvai une exagération de sensibilité très-marquée, depuis la seconde vertèbre lombaire jusque vers le milieu du sacrum.

En rapprochant ces données des accidens qu'éprouvait le malade, je dus croire que les dernières vertèbres lombaires n'avaient point été frappées seules de phlegmasie, à la suite de la chute qu'avait faite M. Th.*** ; mais que les nerfs des dernières vertèbres lombaires, et probablement les premières paires sacrées avaient été atteints par le même accident, dont le défaut de soins convenables avait perpétué les tristes effets.

Je prescrivis de fortes applications de ventouses scarifiées sur les régions malades et des bains prolongés.

Dès les premières ventouses, le malade éprouva un soulagement des plus marqués. En peu de jours il put marcher très-facilement et sauter avec légèreté. Après quinze bains et six applications de ventouses, je lui fis prendre des douches chaudes et fortes. Enfin, pour terminer sa cure, je lui appliquai de larges moxas, *loco dolenti.* Il quitta Plombières, après un mois de séjour, et je ne doute pas de son parfait rétablissement, s'il a suivi les conseils que je lui ai donnés lors de son départ.

A ces observations je pourrais en ajouter un grand nombre d'autres.

CHAPITRE XX.

DE LA GOUTTE.

Ce que j'ai dit dans le cours de cet ouvrage des doctrines médicales de mon frère, a fait pressentir déjà l'utilité de nos eaux dans le traitement de la goutte, employées en bains chauds, en douches chaudes et en étuves, elles seconderont d'autant mieux le traitement, que l'on dirigera désormais contre cette maladie, jusqu'ici si grave et si rebelle, que l'élévation où nous sommes, au-dessus du niveau de la mer, favorisera d'autant plus le rétablissement des fonctions de la peau. Ainsi, à traitement égal, indépendamment de la puissante action de nos douches et de nos étuves, un goutteux se guérira toujours plus facilement à Plombières qu'à Nancy, à Nancy qu'à Paris, à Paris qu'au Havre.

Je pourrais citer un assez grand nombre de goutteux qui n'ont eu qu'à se louer des eaux de Plombières; mais je renvois à l'ouvrage de mon frère, tous ceux qui voudront parfaitement connaître cette maladie, et les moyens de la guérir.

CHAPITRE XXI.

RHUMATISMES ET TUMEURS BLANCHES.

Nous venons d'examiner le mode de traitement, par nos eaux, des lésions des centres nerveux, sous l'influence desquelles se développent la plupart des paralysies : abordons succintement un autre genre d'infirmités, ordinairement moins graves, mais généralement plus douloureuses.

Les rhumatismes articulaires chroniques, les névralgies et les tumeurs blanches, que l'on traite si avantageusement à Plombières, sont des inflammations qui ont leur siége tantôt dans les nerfs, les muscles, le système fibreux, les aponévroses, et les ligamens; tantôt dans les séreuses des articulations, qui souvent envahissent les cartilages et les os, changent parfois de siége, et peuvent se fixer sur les organes les plus importans. Ces inflammations reconnaissent ordinairement pour cause, l'action du froid sur la peau, des exercices trop violens ou des sympathies morbides de la muqueuse gartro-intestinale (1). Dans ce dernier cas, il faut que le traitement de la gastrite marche en première ligne.

Lorsque la maladie est très-douloureuse et le malade très-excitable, indépendamment d'un régime doux, indispensable au succès du traitement de la plupart des irritations morbides, on ne doit prescrire d'abord que des bains tempérés plus ou moins longs, et s'ils ne suffisent pas pour calmer les douleurs ou l'inflammation, on aura recours alors aux saignées générales ou locales, suivant l'indication, et parfois aux opiacés tant à l'intérieur qu'à l'extérieur, mais on n'administrera ces derniers remèdes, surtout à l'intérieur, qu'alors que le tube intestinal sera sain, et que le cœur ne sera point trop développé.

(1) L'inflammation des autres muqueuses peut également développer secondairement ces affections.

Aussitôt que, par l'emploi plus ou moins modifié de ces différens moyens, on aura obtenu un
calme suffisant, des bains très-chauds, mais courts,
des douches également très-chaudes et des étuves,
produiront la révulsion la plus avantageuse, qu'il
faudra seconder quelquefois encore par des saignées.

Souvent, dans ces maladies, on peut se passer
de saignées et de préparations pharmaceutiques;
nos bains alors ont seuls l'honneur de la cure.

L'exercice est fort convenable dans toutes celles
de ces affections, qui n'ont pas envahi les membres
abdominaux ; car, dans ces cas, le repos le plus
complet devient parfois nécessaire ; mais l'action
des eaux, un régime suivi, des frictions sur la
peau, et l'espoir d'une prompte guérison, s'opposent à ce que ce repos compromette la santé
générale.

Lorsque les malades, en proie à ces affections,
peuvent être soumis à un traitement dérivatif
puissant, aux bains chauds, aux douches et aux
étuves, il faut ajouter la boisson de l'eau thermo-minérale; elle est parfaitement indiquée. Son
action se propage, tant par continuité de tissus,
que par l'intermédiaire du cerveau et du cœur des
premières portions du tube digestif à la peau, et
elle produit souvent ainsi la plus heureuse dérivation.

Mais si les malades sont très-irritables, si leur
cœur est trop développé, il faut, au lieu de bains

très-chauds et courts, leur préscrire des bains tièdes et prolongés, et surveiller beaucoup chez eux l'action de la douche.

Souvent il faudra, dans le traitement de ces maladies, minéraliser davantage nos eaux appliquées en bains surtout et on les alcalinisera d'autant plus que la peau des malades sera plus débile qu'elle produira moins d'électricité négative. Du reste, il faudra insister bien plus alors sur les douches chaudes et sur les étuves que sur les bains : alors aussi le massage sera d'un merveilleux secours.

Quatre-vingt-quatrième Observation.

SCIATIQUE.

M. de B. avait une sciatique très-douloureuse, que l'on avait essayé de combattre à l'aide de l'essence de thérébentine, prise à l'intérieur. Ce médicament avait amené une violente gastro-entérite, qui, passant à l'état chronique, réagit assez puissamment sur l'encéphale, pour produire le *tœdium vitæ.* Un traitement rationnel fit disparaître ce fâcheux symptôme, résultat si commun de la médecine incendiaire de nos voisins d'outremer. Cependant, la gastrite, quoique moins intense, existait toujours, et la sciatique causait de vives douleurs. On conseilla nos eaux à M. de B. ; il vint à Plombières en 1826, âgé de trente-cinq ans, il était maigre, jaune, faible ; toutes ses digestions étaient douloureuses, et la sciatique le réduisait, pour l'exercice, aux promenades à cheval ou en voiture.

La gastro-entérite me parut devoir nécessiter les premiers soins, je lui opposai un régime doux, des bains tempérés et prolongés, et l'air de nos montagnes. Des linimens huileux, des applications de ventouses scarifiées et des vêtemens chauds, modérèrent en même temps la douleur de la cuisse malade. Bientôt le tube intestinal s'améliorant, je pus administrer les bains chauds, les douches et les étuves. Ces différens moyens avaient rendu, en quarante jours, à M. de B., la gaîté et les forces.

Les fonctions digestives n'éprouvaient plus de trouble notable; mais la sciatique, quoique moins douloureuse, existait toujours. J'aurais désiré que ce malade pût prolonger encore l'usage des eaux; mais obligé de retourner à son régiment, bientôt sa sciatique se remontra aussi douloureuse que jamais : il crut avoir complètement perdu son temps à Plombières. Ces douleurs furent les dernières : à cet orage succéda le calme le plus complet. J'ai revu M. de B. une année après; il jouissait d'une santé parfaite.

Quatre-vingt-cinquième Observation.

Sciatique.

M. G...., du Tholi, âgé de quarante-six ans, d'un tempérament éminemment lymphatique, était tourmenté, depuis plusieurs années, par une sciatique en apparence très-grave. Depuis un an elle avait réduit ce malade à marcher aux crosses. M. G... m'ayant consulté, je remarquai chez lui une peau blafarde; l'estomac me parut sain, mais la circulation pulmonaire était gênée, et le cœur présentait tous les symptômes de l'hypertrophie; la cuisse et la jambe droite ne servaient au malade qu'à lui faire éprouver de violentes douleurs. Le premier jour je prescrivis à M. G... un demi-bain chaud et à la sortie de ce bain un verre d'eau thermale. Sous l'influence de ce bain, ses douleurs sciatiques diminuèrent beaucoup, la respiration fut plus facile; le lendemain, un bain entier produisit une amélioration encore plus marquée; le quatrième jour, M. G... put se passer de crosses. Il retourna à pied chez lui, au bout de quinze jours; des vêtemens de laine sur la peau ont consolidé cette cure remarquable.

Quatre-vingt-sixième Observation.

Sciatique.

M. Pariset, charron près de Vézelise, eut, en février 1834, une sciatique très-douloureuse. Depuis le 15 mai, il était réduit à se servir de crosses. Il vint à Plombières le 21 juillet; une saignée du pied, trois applications de ventouses scarifiées sur le membre malade, vingt-un bains de quatre heures de durée chacun, à 28 degrés Réaumur, et quinze douches de vingt minutes à 3o degrés, le rétablirent entièrement.

Quatre-vingt-septième Observation.

SCIATIQUE.

M. T., de Charmes, maréchal-ferrant, âgé de quarante et quelques années, d'un tempérament athlétique, était depuis plusieurs mois, par suite d'une sciatique très-douloureuse, dans l'impossibilité de travailler, lorsqu'il vint à Plombières, il y a quelques années. Quarante bains de huit à dix heures de durée, à 28 degrès R., quelques douches et plusieurs applications de ventouses scarifiées diminuèrent un peu ses douleurs; mais elles étaient assez fortes encore pour qu'à son départ de Plombières, M. T. désespérât de sa guérison. Un mois après son retour chez lui, il était complètement rétabli, et il n'a pas eu de rechute.

Quatre-vingt-huitième Observation.

SCIATIQUE.

M. V., de Charmes, âgé de soixante ans environ, très-replet, vint à Plombières en 1833, pour se guérir d'une sciatique qui, depuis six semaines, l'empêchait de sortir de son lit et lui causait les plus violentes douleurs. Vingt-et-un bains, une quinzaine de douches et un vésicatoire sur le lieu le plus douloureux, que je saupoudrai d'acétate de morphine, le rétablirent entièrement.

M. V. est revenu cette année à Plombières, par simple précaution.

Quatre-vingt-neuvième Observation.

SCIATIQUE.

M...., des environs de Montmédy, d'un tempérament sanguin nerveux, était, depuis plus d'un an, tourmenté par un sciatique douloureuse, et il marchait aux crosses lorsqu'il vint à Plombières, au commencement de l'été de 1834. Il avait à la partie supérieure et interne de la cuisse malade une tumeur du volume d'un œuf de poule, d'une forme irrégulière, et qui, placée au-dessus de l'artère crurale, paraissait pulsatile et simulait un anévrisme. Des bains tièdes de quatre à cinq heures de durée, pris pendant quarante jours, des douches chaudes, deux saignées du pied débarrassèrent M.... de ses douleurs et de sa tumeur, sans qu'il pût encore, pour marcher, se passer du secours de crosses. J'ignore quel aura été chez lui l'effet secondaire des eaux.

Quatre-vingt-dixième Observation.

RHUMATISME ARTICULAIRE.

Mlle ...., de Lunéville, âgée de quarante ans environ, bien réglée, d'un tempérament sanguin, vint à Plombières au commencement de la saison, pour combattre, à l'aide de nos eaux, les restes d'un rhumatisme articulaire aigu, qui l'avait tourmentée beaucoup à la fin de l'hiver. Des bains de 26 à 27 degrés Réaumur, de trois heures de durée, des douches un peu plus chaudes, de dix à quinze minutes, et le massage par percussion ou massage chinois des membres et des parties solides du tronc, guérirent Mlle .... en trois semaines.

Quatre-vingt-onzième Observation.

Rhumatisme articulaire.

M....., officier supérieur, était tourmenté, depuis cinq semaines, par un rhumatisme articulaire, lorsqu'il profita d'un peu d'amélioration pour venir, cet automne, faire usage de nos eaux. Quoique d'un tempérament éminemment sanguin, il était très-pâle à son arrivée et d'une grande faiblesse. Dix-huit bains à 27 degrés Réaumur, de trois heures de durée chacun, le guérirent complètement.

Quatre-vingt-douzième Observation.

Tumeur blanche.

Mlle Thérèse V...., de la commune du Val-d'Ajol, avait été guérie de la gale à l'aide d'onguent citrin (1), au mois de janvier 1824; elle

(1) Cet onguent, qui a tous les inconvéniens des préparations mercurielles, est très-dangereux, surtout lorsqu'on l'emploie chez les enfans qui sont naturellement disposés aux inflammations strumeuses, que le mercure favorise avec une si funeste efficacité.

avait alors deux ans et demi ; bientôt après, l'articulation fémoro-tibiale se tuméfia avec augmentation de chaleur ; bientôt aussi la petite malade fut obligée, en marchant, de décrire un demi-cercle avec le membre affecté ; enfin, à la fin de l'année, sa jambe restait à demi fléchie sur la cuisse ; ce fut dans cet état que ses parens me l'amenèrent. J'employai d'abord le traitement antiphlogistique ; les sangsues, les ventouses scarifiées, les cataplasmes émolliens ayant suffisamment diminué l'inflammation, j'eus alors recours à nos eaux. Douze douches chaudes terminèrent cette cure, qui ne dura en tout que quarante jours, et qui fut faite au milieu de l'hiver.

Quatre-vingt-treizième Observation.

Tumeur blanche.

Mlle M. de V...., âgée de vingt-sept ans, d'un tempérament lymphatique sanguin, avait contracté, à la suite d'une chute sur le genou droit, une tumeur blanche de cette partie, qui avait résisté pendant trois ans au traitement antiphlogistique et à plusieurs applications de moxas.

Lorsqu'elle vint à Plombières, pendant l'été de 1825, cette malade ne pouvait marcher qu'à l'aide de crosses ; l'articulation était considérablement tuméfiée, la jambe était à demi fléchie sur la cuisse ; les veines sous-cutanées étaient très-apparentes, l'ancienneté de la maladie et sa persistance, malgré le traitement le plus rationnel,

faisaient craindre que l'on ne fût obligé de recourir à l'amputation de la cuisse : mais nos
bains, nos douches, dont je modérai l'action par
des applications de sangsues et de ventouses scarifiées , produisirent , en quarante jours, une
amélioration assez marquée pour me faire espérer
une guérison complète. L'année suivante, le même
traitement a mis Mlle de V.... à même de marcher facilement sans crosses ni béquilles : cependant, un reste de tuméfaction dans les extrémités
des os et dans les ligamens de l'articulation, nécessitera probablement un troisième voyage à
Plombières, de la part de cette demoiselle, d'autant plus digne d'intérêt, qu'indépendamment
de sa maladie, elle est dans un état voisin de
l'indigence.

Quatre-vingt-quatorzième Observation.

TUMEUR BLANCHE.

Sébastien Toussaint, indigent de la commune
de Belle-Fontaine, âgé de quatorze ans, d'un
tempérament lymphatique, commença à se plaindre, à la fin de l'été de 1827, de douleurs dans
l'articulation du bras droit et de l'avant-bras.
Bientôt cette articulation se tuméfia, et dès le
mois de novembre elle était très-chaude et très-
douloureuse. Cette maladie alla toujours en em-
pirant jusqu'au 20 janvier ; alors l'articulation
était cinq ou six fois plus volumineuse que l'autre ; les veines sous-cutanées étaient très-déve-

loppées et très-apparentes, le bras était considérablement atrophié; l'avant-bras à demi fléchi sur lui, ne pouvait exécuter aucun mouvement; le malade, maigre et pâle, accusait une douleur constante à l'extrémité supérieure de l'olécrâne; cette douleur se propageait parfois jusqu'à l'épaule. Lorsqu'il voulait élever un peu la main, il portait son bras en arrière pour profiter de l'impulsion que ce dernier recevait, quand il était ensuite abandonné aux simples lois de la gravitation.

Des applications de sangsues et de ventouses scarifiées, des cataplasmes émolliens, des bains généraux de 28 degrés Réaumur, une habitation et des vêtemens chauds, une nourriture douce et analeptique, diminuèrent beaucoup la tuméfaction et firent disparaître les douleurs; mais, après six semaines de traitement, l'amélioration restant stationnaire, je fis prendre à ce jeune homme des bains de 38 degrés Réaumur et de huit à quatorze minutes de durée ; il les supporta parfaitement bien pendant quinze jours (1).

(1) Quoique les bains tempérés calmassent toujours les douleurs, cependant ils augmentaient constamment le volume de l'articulation malade, et il ne fallait pas moins que toute la journée et toute la nuit pour dissiper cette augmentation occasionnée par l'absorption. Les bains très-chauds, au contraire, diminuaient considérablement ce volume. Ce dernier résultat n'était point dû seulement à l'accroissement de l'exhalation cutanée; il était produit encore par la révulsion qui se faisait sur la peau, puisqu'en même temps que l'articulation diminuait, les muscles du bras augmentaient dans une proportion inverse.

Alors le bras avait repris son premier volume; depuis long-temps les douleurs étaient oubliées; Toussaint portait facilement sa main sur sa tête, mais l'articulation était ankylosée : cette articulation n'avait plus alors qu'un demi-pouce de circonférence de plus que l'autre; je jugeai le malade guéri. Il est maintenant domestique chez un cultivateur de sa commune, et l'amélioration, qu'il a dû à nos eaux, a continué jusqu'aujourd'hui.

CHAPITRE XXII.

INFLAMMATION DES MUSCLES, DES TENDONS, DES OS ET DES CAVITÉS SYNOVIALES, PAR SUITE DE FRACTURES ET DE LUXATIONS.

L'inflammation, suite nécessaire des fractures des os, se propage souvent aux muscles et aux tendons qui avoisinent l'os fracturé, et, sous son influence, les organes engorgés et durcis ne peuvent plus qu'imparfaitement remplir leurs fonctions. Souvent, et surtout dans les fractures comminutives, l'inflammation s'entretient dans les os eux-mêmes et produit des exostoses; d'autres fois, l'inflammation s'étant propagée dans une articulation voisine, les surfaces synoviales deviennent adhérentes, et l'ankylose a lieu. Ces différens accidens sont aussi déterminés par les entorses, les luxations, et, en général, par toutes les causes capables d'irriter ces organes primitivement ou par sympathie. Ils sont un des résultats les plus ordinaires des tumeurs blanches que nous avons rapidement examinées dans le chapitre précédent. Nos eaux les combattent avec le plus grand succès. Le massage, qui a lui seul peut en quelques jours guérir des entorses qui sans lui auraient duré plusieurs mois, est alors de la plus grande utilité. Au reste le massage doit compter, avec les ventouses, au nombre de nos remèdes les plus précieux et les plus actifs.

Quatre-vingt-quinzième Observation.

M. G... vint à Plombières en 1825, pour diminuer les douleurs et la claudication qu'il devait à une fracture ancienne du péroné vers son extrémité inférieure; fracture qui, mal réduite, avait développé, entre autres accidens, l'ankylose de l'articulation de la jambe et du pied. Cette articulation, malade encore, rendait la marche très-douloureuse. Je bornai le traitement de M. G... aux bains chauds et aux douches. Ces moyens, employés pendant trois semaines seulement, suffirent pour guérir l'inflammation des os, et s'ils ne purent détruire l'ankylose, au

moins débarrassèrent-ils, pour toujours, M. G....
des douleurs que la marche lui faisait éprouver
auparavant.

Quatre-vingt-seizième Observation.

Mme P...., de Nancy, boitait depuis un an,
par suite d'une fracture du tibia vers la partie
inférieure de cet os. Cela tenait à un reste d'inflammation de l'articulation de la jambe et du
pied, inflammation due autant à la fracture,
qu'à une entorse qui l'avait accompagnée. Quelques bains et quelques douches suffirent pour
délivrer Mme P.... de son infirmité.

FIN.

TABLE DES MATIÈRES.

FIN DE LA TABLE.

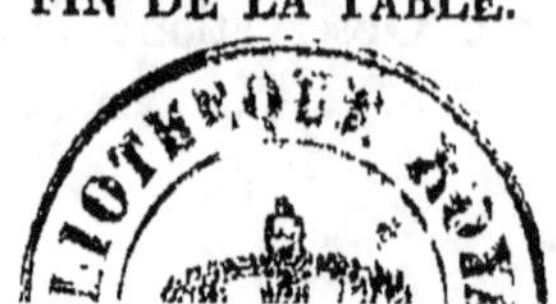